CÓMO AMAR Y ACEPTAR TU CUERPO

Descubre las Claves para Enamorarte de tu Cuerpo y Desarrollar una Imagen Corporal Positiva

ALAN HARRIS

Índice

Introducción

Se nos ha enseñado que nuestro cuerpo no es suficiente a menos que llegue a la portada de una revista de moda. Se nos ha dicho constantemente que nuestro cuerpo tiene grandes defectos: gordo, delgado, pequeño, grande, voluptuoso, respingado... cualquier calificativo puede ser un defecto. Y hemos aceptado esta situación como una verdad absoluta.

Sin embargo, la realidad es que la manera en la que vemos a nuestro cuerpo no tiene por qué ser negativa ni tan dura. Sí, vivimos en un mundo que nos valora de acuerdo a nuestro físico, pero eso no significa que tú tengas que apegarte a esto. Puedes ser capaz de reconocer tu propio valor, independientemente del cuerpo que tengas, porque eres más que eso, e independientemente de cómo te veas, ¡tu cuerpo hace tanto por ti!

El movimiento *body positive* (positividad corporal), busca cambiar este paradigma dominante estableciendo que todos los cuerpos, de cualquier tamaño, color o característica, son valiosos y merecedores de respeto y aceptación. Lo más valioso de un cuerpo para este movimiento es todo lo que nos permite realizar y a la persona que alberga en él.

Independientemente de aquellas pequeñas o grandes cosas que no nos gusten, nuestros cuerpos son merecedores de amor, de palabras amables, de cuidados adecuados. Nos han permitido conocer, sentir, experimentar; nos han ayudado a caminar kilómetros enteros, a definir la sensación de llovizna en la cara, a sentir placer, a sentir dolor... Hemos vivido tanto y mucho se lo debemos a nuestros cuerpos.

Sí, puede que en este momento no te guste o incluso odies tu cuerpo. Pero mereces más que eso. Mereces una vida libre de estos sentimientos que te atormentan y castigan, mereces sentir que eres suficiente y que eres valioso/a. Y a lo largo de este libro, intentaremos lograr que esa mentalidad de vergüenza e insuficiencia cambie.

Comenzaremos por entender qué es la positividad corporal, el amor propio y qué es un cuerpo sano, para poder trabajar en la autoaceptación y el autocuidado, un mejor balance alimenticio, una nueva perspectiva al ejercicio y técnicas que te ayudarán en el camino para cambiar la perspectiva que tienes de tu cuerpo y llenar tu vida de gratitud, cuidados y prácticas benéficas para ti.

Tal vez, después de leer este libro encuentres una nueva manera de entender la relación con tu cuerpo y te decidas a cambiar la dureza con la que te has tratado hasta ahora. Esto no significa que no haya aspectos en los que puedas cuidarte mejor, pero no hay nada mejor que sentirte cómodo/a contigo mismo/a en tu propia piel, ¡y puedes lograrlo!

Positividad corporal

EL MOVIMIENTO *BODY POSITIVE*, o la positividad corporal, se refiere a la afirmación de que todas las personas merecen tener una imagen corporal positiva, independientemente de cómo la sociedad y la cultura popular vean la forma, el tamaño y la apariencia ideales.

Algunos de los objetivos del movimiento de positividad corporal incluyen el cuestionar cómo la sociedad ve el cuerpo, promover la aceptación de todos los cuerpos, ayudar a las personas a desarrollar la confianza y la aceptación de sus propios cuerpos, y abordar estándares corporales poco realistas.

Sin embargo, la positividad corporal no se trata solo de cuestionar cómo la sociedad ve a las personas en función de su tamaño y forma físicos.

· · ·

También reconoce que los juicios a menudo se hacen en función de la raza, el género, la sexualidad y la discapacidad.

La positividad corporal también tiene como objetivo ayudar a las personas a comprender cómo los mensajes populares de los medios contribuyen a la relación que las personas tienen con sus cuerpos, incluido cómo se sienten con respecto a la comida, el ejercicio, la ropa, la salud, la identidad y el cuidado personal. Al comprender mejor el efecto que tienen tales influencias, la esperanza es que las personas puedan desarrollar una relación más saludable y realista con sus cuerpos.

La positividad corporal tiene sus raíces en el movimiento de aceptación de la obesidad de finales de la década de 1960.

La aceptación de la obesidad se enfoca en terminar con la cultura de la vergüenza y la discriminación contra las personas en función de su tamaño o peso corporal.

La Asociación Nacional para Promover la Aceptación de las Grasas, que nació de este movimiento, se estableció por primera vez en 1969 y continúa trabajando para cambiar la forma en que la gente habla sobre el peso.

. . .

El término "positividad corporal" surgió en 1996 cuando un psicoterapeuta y una persona que había estado en tratamiento por un trastorno alimentario fundaron el sitio web *thebodypositive.org*. El sitio ofrece recursos y materiales educativos diseñados para ayudar a las personas a sentirse bien con sus cuerpos al desviar el enfoque de perder peso a través de una dieta poco saludable y fuertes esfuerzos de ejercicio.

El movimiento de positividad corporal en su forma actual comenzó a surgir alrededor de 2012, centrándose inicialmente en desafiar los estándares de belleza femenina poco realistas. A medida que el movimiento creció en popularidad, el enfoque original sobre la aceptación del peso comenzó a cambiar hacia el mensaje de que "todos los cuerpos son hermosos".

Si bien la positividad corporal se ha vuelto cada vez más popular, las personas continúan confundidas acerca de lo que significa exactamente. Parte de la razón por la cual la positividad corporal es tan mal entendida se debe al hecho de que hay diversas definiciones diferentes de lo que significa el movimiento.

Dependiendo de a quién le preguntes, la positividad corporal puede significar el apreciar tu cuerpo a pesar de los defectos, sentirte seguro/a con tu cuerpo, amarte a ti mismo/a, o aceptar la forma y el tamaño de tu cuerpo.

· · ·

También significa disfrutar del cuerpo que tienes y no castigarte por los cambios que ocurren naturalmente debido al envejecimiento, el embarazo o las opciones de estilo de vida.

La red social *Instagram* jugó un papel fundamental en el surgimiento de este movimiento debido a la facilidad con la que la gente comparaba sus cuerpos y sus vidas. En los últimos años, varias revistas y empresas han incorporado esfuerzos para ser más positivos para el cuerpo en sus publicaciones y esfuerzos de marketing. Algunas revistas dejaron de retocar modelos, mientras que empresas desarrollaron campañas de marketing incorporando mensajes de positividad corporal.

Uno de los principales objetivos de la positividad corporal es abordar algunas de las formas en que la imagen corporal influye en la salud mental y el bienestar. Tener una imagen corporal saludable influye en cómo las personas se sienten acerca de su apariencia e incluso en cómo juzgan su autoestima. Las investigaciones sugieren que tener una imagen corporal negativa se asocia con un mayor riesgo de algunas afecciones mentales, como la depresión y los trastornos alimentarios.

Un estudio encontró que incluso una exposición breve a los mensajes de los medios que retrataban un "físico ideal" estaba relacionada con un aumento de las preocupaciones sobre la imagen corporal y un aumento de los síntomas de trastornos alimentarios.

La imagen corporal se refiere a la percepción subjetiva de una persona de su propio cuerpo, que puede ser diferente de cómo se ve realmente su cuerpo. Los sentimientos, pensamientos y comportamientos relacionados con la imagen corporal pueden tener un gran impacto en su salud mental y en cómo una persona se trata a ella misma.

La formación de la imagen corporal comienza temprano en la vida. Desafortunadamente, incluso los niños pequeños pueden sufrir de insatisfacción corporal. Existe una investigación que muestra que más del 50% de las niñas y casi el 33% de los niños entre las edades de 6 y 8 sentían que su peso corporal ideal era menor que su peso actual. Los resultados también revelaron que el 25 % de los niños habían probado algún tipo de conducta dietética a la edad de siete años.

Los problemas que pueden surgir como resultado de una mala imagen corporal incluyen:

- Depresión – las mujeres experimentan depresión en tasas mucho más altas que los hombres, y algunos investigadores creen que la insatisfacción corporal puede jugar un papel importante en la

explicación de esta diferencia de género en las
tasas de depresión.

- Baja autoestima – las investigaciones han
  encontrado que la insatisfacción corporal está
  asociada con una baja autoestima en los
  adolescentes, independientemente de su sexo,
  edad, peso, raza, etnia y nivel socioeconómico.
- Trastornos alimentarios – las investigaciones
  también indican que la insatisfacción corporal
  está relacionada con los trastornos alimentarios,
  especialmente entre adolescentes, principalmente
  mujeres.

La investigación ha demostrado consistentemente que la
exposición a representaciones del "ideal delgado" está
asociada con síntomas tanto conductuales como emocionales relacionados con los trastornos alimentarios. No es
solo la exposición a estas imágenes lo que representa un
peligro; es el desarrollo de la creencia de que la delgadez
determina la belleza, el éxito y la estima.

Los estudios también han encontrado que cuando las
personas internalizan estas ideas, es más probable que expe-
rimenten insatisfacción corporal y se involucren en dietas
innecesarias. La positividad corporal se esfuerza por
abordar estos problemas al ayudar a las personas a reconocer las influencias que contribuyen a una mala imagen
corporal.

La esperanza es que las personas puedan ajustar sus expectativas corporales y sentirse más seguras para aceptar sus propios cuerpos. Tal aceptación puede entonces ayudar a combatir el costo que tiene la mala imagen corporal en la salud mental y física.

Si bien el mensaje de positividad corporal tiene como objetivo ayudar a las personas a sentirse mejor consigo mismas, no está exento de problemas y críticas. Por ejemplo, un problema es la idea de que la positividad corporal implica que las personas deben hacer lo que crean que deben hacer para sentirse positivas acerca de cómo se ven.

Desafortunadamente, los mensajes populares con los que se bombardea a la gente incluyen la idea de que las personas más delgadas y en forma son más felices, saludables y hermosas. Esta idealización de la delgadez puede contribuir a que las personas participen en acciones poco saludables, incluido el ejercicio excesivo o las dietas extremas, bajo el pretexto de sentirse "positivos sobre el cuerpo".

Otra crítica de la positividad corporal es que puede ser no inclusiva. Las representaciones de mensajes de positividad corporal tienden a excluir a las personas de color, así como a las personas discapacitadas, LGBTQ y no binarias.

· · ·

Las imágenes del cuerpo a menudo retratadas en mensajes positivos sobre el cuerpo aún se ajustan a un ideal de belleza específico, y es por eso que muchas personas simplemente no se sienten incluidas en la positividad corporal.

Muchas personas abogan por la liberación del cuerpo o incluso por la neutralidad del cuerpo. Este enfoque implica sacar al cuerpo del centro de tu propia imagen. Sin embargo, se señala que existen personas que tienen la oportunidad de abordar esta postura porque no son perseguidas por su tamaño. Otras personas, aquellas a las que se dirige específicamente el movimiento de positividad corporal, simplemente no tienen ese lujo.

Otra crítica a la tendencia de la positividad corporal es que hace que la apariencia del cuerpo sea uno de los elementos más importantes de la autopercepción de una persona.

Descuida todos los demás elementos de la identidad de una persona que son más importantes que su apariencia. En este aspecto, también se sugiere que las personas deberían dejar de hacer del cuerpo el determinante de la autoestima y la autopercepción, podría ser un enfoque más saludable e inclusivo.

La positividad corporal está diseñada para fomentar la aceptación y el amor por tu cuerpo, pero puede ser una lucha que agrega otro elemento de presión y estándares imposibles de cumplir. El mensaje de positividad corporal es que debes cambiar cómo te sientes con respecto a tu cuerpo, pero también puede ser solo una demanda más.

El simple hecho de decirle a la gente que se acepte a sí misma y sea resistente frente al bombardeo de imágenes que promueven el ideal de delgadez puede ser dañino. Decirle a la gente que ignore el ideal de belleza dominante no es realista, pues puede crear más presión para una persona que ya se siente ansiosa, negativa y devaluada.

La cultura popular le dice a la gente que tiene defectos, pero luego les exige que tengan una actitud positiva al respecto.

No sentirse positivos acerca de su cuerpo puede conducir a la vergüenza y la culpa.

La investigación incluso ha encontrado que cuando las personas con baja autoestima repiten afirmaciones positivas en las que realmente no creen, y los resultados tienden a ser contraproducentes, lo que hace que las personas se sientan aún peor consigo mismas que antes.

Esto no significa que no debas decir cosas agradables o tener pensamientos positivos sobre ti mismo/a.

Pero simplemente encubrir los pensamientos negativos con mensajes positivos puede ser dañino. Un mejor enfoque sería trabajar para reemplazar los patrones de pensamiento negativos por otros más realistas.

Entonces, ¿qué puedes hacer para mantener una imagen corporal saludable? Ya sea que el movimiento de positividad corporal te atraiga o no, hay ideas de este enfoque que pueden ayudarte a sentirte mejor con tu cuerpo y menos obsesionado/a con la idea de perseguir la "perfección".

1. Neutralidad corporal

Está bien admitir que no necesariamente amas todo sobre tu cuerpo. Está bien sentirte neutral o incluso indiferente con respecto a tu cuerpo. Tu valía y valor no residen en tu forma o tu tamaño o en cualquier otro aspecto de tu apariencia. La imagen corporal juega un papel en el concepto de uno mismo, pero no lo es todo.

Concéntrate en quitar a tu cuerpo del centro de tu atención mental e intenta basar tus autopercepciones en otras partes de ti mismo/a. Ninguna de estas cosas es fácil. Requieren un esfuerzo continuo y, en la mayoría de los casos, no es algo que puedas lograr perfectamente.

Habrá momentos en los que te sientas débil, en los que no te gusten aspectos de ti mismo/a y en los que te compares con los demás. La clave es seguir tratando de encontrar nuevas formas de evitar los patrones de pensamiento negativos que contribuyen a una mala imagen corporal.

2. Prueba el autocuidado centrado en la salud

El cuidado personal a veces puede disfrazarse como una forma de cambiar o controlar tu apariencia, pero en realidad, el cuidado personal debe enfocarse en hacer cosas que te hagan sentir bien con el cuerpo que tienes ahora.

Muestra respeto por tu cuerpo. Come comidas saludables porque alimenta tu mente y cuerpo, en vez de hacer una dieta estricta. Haz ejercicio porque te ayuda a sentirte fuerte y lleno/a de energía, no porque intentes cambiar o controlar tu cuerpo.

Usa y compra ropa para el cuerpo que tienes ahora, no para una futura versión planificada de ti mismo/a. Es posible que te estés aferrando a tu "ropa fina" porque planeas perder peso con el tiempo, pero esos hábitos pueden dificultar que te sientas bien contigo mismo/a hoy.

Busca cosas que te hagan sentir cómodo/a y bien acerca de cómo te ves. Purga tu armario de ropa que no encaje con tu físico actual. Tu cuerpo puede cambiar de tamaño y forma en el futuro, pero eso no significa que no puedas sentirte bien contigo mismo/a aquí y ahora.

También, purga tus redes sociales de cuentas que no te hacen sentir bien contigo mismo/a. Si te encuentras constantemente comparándote con los demás, es menos probable que te sientas bien contigo mismo/a. Sigue cuentas que despierten tus intereses y que te dejen sentimientos positivos.

En Instagram en particular, muchas cuentas se enfocan solo en retratar la perfección o una imagen idealizada del cuerpo. Intenta seguir cuentas positivas sobre el cuerpo que incluyan todos los tipos de cuerpo, formas, colores, géneros y habilidades.

Investigaciones recientes presentadas en la conferencia anual de la Asociación Estadounidense de Psicología de 2016 indican que la insatisfacción corporal puede estar disminuyendo. En el meta análisis, los investigadores observaron más de 250 estudios en los que participaron más de 100,000 participantes durante un periodo de 31 años. Si bien las mujeres informan consistentemente más insatisfacción corporal que los hombres, los resultados indicaron que esta insatisfacción ha disminuido en los últimos años.

Estos hallazgos son una señal positiva que puede sugerir que los movimientos de aceptación del cuerpo y positividad corporal están teniendo un efecto en cómo las mujeres, hombres, y las niñas y niños se ven a sí mismos.

· · ·

Si bien puede ser una batalla cuesta arriba, aumentar la representación de todos los tipos de cuerpo en los medios populares puede ayudar a combatir la mala imagen corporal.

2

Amor propio

SE HABLA MUCHO en estos días sobre el amor propio. Suena genial, pero ¿qué significa realmente? ¿Cómo nos amamos a nosotros mismos y por qué es importante? El amor propio significa que te aceptas completamente, te tratas con amabilidad y respeto, y nutres tu crecimiento y bienestar.

El amor propio abarca no solo cómo te tratas a ti mismo/a, sino también tus pensamientos y sentimientos sobre ti. Entonces, cuando conceptualizas el amor propio, puedes tratar de imaginar lo que harías por ti mismo/a, cómo te hablarías y qué sentirías hacia tu persona de una manera que refleje amor e interés.

Cuando te amas a ti mismo/a, tienes una visión general positiva de ti. Esto no significa que te sientas positiva contigo mismo/a todo el tiempo, eso sería irreal.

• • •

Por ejemplo, puedes sentirte temporalmente molesto/a, enojado/a o decepcionado/a contigo mismo/a y aún amarte.

Si esto es confuso, piensa en cómo funciona esto en otras relaciones. Puedes amar a un hijo, aunque a veces te sientas enojado/a o decepcionado/a con sus acciones. Incluso en medio de la ira y desilusión, tu amor informa cómo te relacionas con él o ella. Te permite perdonarle, considerar sus sentimientos, satisfacer sus necesidades y tomar decisiones que apoyarán su bienestar. El amor propio es muy parecido, lo que significa que, si sabes amar a los demás, ¡sabes amarte a ti mismo/a!

El amor propio en acción se puede ver de maneras muy diversas: puede ser decirse cosas positivas a uno/a mismo/a, perdonarte cuando te equivocas, satisfacer tus propias necesidades, ser asertivo/a, no dejar que otros se aprovechen o abusen de ti, priorizar tu salud y bienestar o pasar tiempo con personas que te apoyan y te fortalecen (y evitar a las personas que no lo hacen).

También puede verse como un momento en el que pides ayuda, dejas ir los rencores o la ira que te retienen, reconoces tus fortalezas, valoras tus sentimientos, tomas decisiones saludables la mayor parte del tiempo, vives de acuerdo con tus valores y persigues tus intereses y metas.

· · ·

También, se trata del momento en el que te desafías a ti mismo/a, te haces responsable de tus acciones, prefieres golosinas saludables, aceptas tus imperfecciones, estableces expectativas realistas y notas y celebras tu progreso y esfuerzo.

Si creciste sin ningún modelo de amor propio o sin nadie que te hablara sobre la importancia de ser bueno/a contigo mismo/a, podrías cuestionar este valor. Bueno, sin amor propio, es probable que seas muy autocrítico/a y caigas en el perfeccionismo y en complacer a la gente.

Es más probable que toleres el abuso o el maltrato de los demás. Puedes descuidar tus propias necesidades y sentimientos porque no te valoras a ti mismo/a, y puedes sabotearte a ti mismo/a o tomar decisiones que no te convienen.

El amor propio es la base que nos permite ser asertivos, establecer límites y crear relaciones saludables con los demás, practicar el autocuidado, perseguir nuestros intereses y metas y sentirnos orgullosos de quienes somos.

Además de cuestionar si el amor propio es realmente necesario, otra gran barrera para el amor propio es la creencia de que es narcisista o egoísta. Cuando los psicólogos y terapeutas fomentan el amor propio, no están hablando de ponerte en un pedestal por encima de los demás.

Los narcisistas creen que son mejores que los demás y no reconocen ni se hacen responsables de sus errores y defectos. También buscan cantidades extrañas de validación y reconocimiento externos. Los narcisistas suelen carecer de empatía por los demás.

El amor propio, por otro lado, no se trata de mostrar lo bueno/a que eres. Las personas que se aman a sí mismas de manera saludable saben que tienen defectos y cometen errores y se aceptan y se preocupan por sí mismas a pesar de sus imperfecciones. El amor propio no te impide preocuparte por los demás; simplemente significa que puedes darte a ti mismo/a la misma amabilidad que le das a los demás.

A menudo, cuando las cosas son difíciles de hacer, las evitamos. Seguro habrás notado que has tenido al menos un pensamiento similar a estos:

- Me tomaré un descanso y me concentraré en mí mismo/a después de haberme ocupado de mi familia
- Darme cuenta de mis sentimientos y escribir en un diario parece mucho trabajo
- Me temo que no podré cambiar
- Quiero ser menos autocrítico/a, pero no sé cómo
- El autocuidado parece autoindulgente
- Tengo mucho que hacer
- Sé que esta relación no es buena para mí, pero no quiero estar solo/a

- He sobrevivido con cinco horas de sueño durante años, así que no puede ser tan malo

Es normal ser ambivalente sobre el amor propio o antes de hacer cualquier cambio. Sin embargo, amarte a ti mismo/a no significa que tengas que cambiar todo en tu vida. Solo es intentar tratarte un poco mejor que ayer.

Una buena manera de empezar es identificar algo amoroso que puedas hacer por ti mismo/a hoy: podría ser un pensamiento o una acción de apoyo. Luego, escribe lo que vas a hacer y cuándo lo harás. Escribirlo aumenta la responsabilidad y hace que sea más probable que lo cumplas.

A medida que agregues más y más pensamientos y acciones de amor a tu vida diaria, comenzarán a desplazar algunos de tus pensamientos y comportamientos contraproducentes.

Con la práctica, el amor propio se convertirá en una segunda naturaleza.

3

Cuerpo sano

¿LLEVAR unos cuantos kilos de más es realmente tan importante como todo el mundo cree? Es cierto que el peso corporal está fuertemente relacionado con el riesgo de diversas enfermedades, como enfermedades cardíacas, derrames cerebrales, cáncer y diabetes. Pero también hay muchos otros indicadores, como la presión arterial, el azúcar en la sangre, las grasas en la sangre y la inflamación.

Algunos han argumentado que se puede tener sobrepeso y aun así ser considerado "metabólicamente saludable" si estos últimos factores de riesgo son normales. Sin embargo, existen otros estudios que indican que, incluso para aquellos con niveles normales de presión arterial, azúcar en la sangre y colesterol, el simple hecho de tener sobrepeso aumentó el riesgo de enfermedad cardíaca en un 28%.

. . .

En el estudio se llegó a la conclusión de que no existe la obesidad saludable. Aunque esto fue un pequeño revés para aquellos que abogan por un enfoque conocido como "salud en todos los tamaños", el principal objetivo de este movimiento no es eximir a las personas de la responsabilidad de cuidar su salud.

El movimiento salud en todos los tamaños (*Health at Every Size*) promueve la aceptación y el aprecio del propio cuerpo, incluso si tienes sobrepeso, mientras alienta a las personas con sobrepeso a cambiar su enfoque de perder peso a otros hábitos saludables, como comer alimentos saludables y hacer más ejercicio.

En realidad, es un movimiento que ha tenido una gran aceptación. Cada vez más profesionales de la nutrición se centran en un enfoque de salud en todos los tamaños y es fácil entender algunas de las razones.

Primero, es cierto que el número en la balanza no cuenta toda la historia sobre tu salud. El peso corporal y el índice de masa corporal (IMC) no tienen en cuenta la composición corporal: una persona muy musculosa puede tener un IMC que se considera sobrepeso u obesidad, cuando en realidad esta condición es inexistente en ellos.

. . .

En el otro lado de la moneda, alguien con un IMC bajo aún puede tener una gran cantidad de grasa visceral, el llamado fenómeno "flaco-gordo", lo que aumenta el riesgo de enfermedad. Vale la pena señalar que los criterios convencionales para un peso corporal saludable se basan principalmente en tipos de cuerpo caucásicos y pueden no ser apropiados para personas de todas las razas y etnias.

También es cierto que las personas con sobrepeso enfrentan prejuicios y discriminación, y esto lamentablemente se extiende al ámbito de la atención médica. Numerosos estudios han demostrado que los pacientes obesos y con sobrepeso a menudo reciben una atención deficiente y menos apoyo de sus proveedores de atención médica.

Debido a que la obesidad es más frecuente entre las personas de bajos ingresos y las minorías, un sesgo contra los pacientes con sobrepeso puede afectar de manera desproporcionada a estos grupos desfavorecidos y contribuir a una espiral descendente de malos resultados.

Uno de los objetivos del movimiento de salud en todos los tamaños es luchar contra el estigma y los estereotipos asociados con el sobrepeso y abogar por la igualdad de acceso y tratamiento, independientemente del tamaño.

· · ·

Otra razón por la que algunos profesionales de la nutrición están promoviendo el enfoque de la salud en todos los tamaños es que, a pesar de pasar las últimas dos o tres décadas en las que se instó a todo el mundo a perder peso, las tasas de sobrepeso y obesidad se mantienen prácticamente sin cambios. Muchos adultos han dejado de intentarlo, y ¿quién puede culparlos? Las probabilidades de éxito a largo plazo parecen ser pésimas.

Puede que esto se deba a que la forma en que nos han enseñado a perder peso, que es completamente incorrecta, por lo que se comienza a hacer todo lo posible para hacer campaña a favor de un enfoque más sensato. Estar lo más saludable posible con tu tamaño actual también puede ser un puente para estar más saludable con un tamaño diferente en el futuro.

Hace muchos años conocí a una persona que dejó de fumar de golpe después de haber sido una gran fumadora durante más de una década. Después de dejar de fumar, se sorprendió al descubrir que de repente estaba más interesada en la nutrición y la salud, algo a lo que nunca antes había prestado atención. Empezó a ir al gimnasio y a comer más sano.

Esta persona sabía que fumar era lo peor que podía hacer y, como estaba fumando, no parecía valer la pena hacer nada más por su salud.

Así que nunca se preocupó por la nutrición, el ejercicio o cualquier otra cosa. Pensaba que era una causa perdida, hasta que cambió sus hábitos.

En la misma línea, la filosofía de salud en todos los tamaños intenta cambiar la actitud de que el ejercicio y las verduras son solo para personas delgadas. Alienta a las personas a seguir hábitos saludables incluso si tienen sobrepeso y ofrece formas de evaluar y medir el progreso además de simplemente subirse a la báscula. Para aquellos que simplemente no pueden hacer que la báscula se mueva, eso puede ser realmente valioso.

En una sociedad que tiene un sobrepeso obstinado y un sesgo intenso contra el sobrepeso, la filosofía de salud en todos los tamaños ofrece una perspectiva valiosa y necesaria. No es que tu peso no importe. Es solo que no es lo único que importa, en términos de tu salud, sino también en términos de tu valor y derechos como ser humano.

Si tienes sobrepeso, perder peso probablemente disminuiría el riesgo de varias enfermedades, especialmente si lo haces de una manera sensata y sostenible. Pero elegir alimentos saludables y mantenerte activo/a también puede ayudarte a estar más saludable con tu peso actual. Y estar lo más saludable posible con tu tamaño actual también puede ser un puente para estar más saludable con un tamaño diferente en el futuro.

4

Autoaceptación

TAL VEZ ODIAS TU CUERPO. O tal vez solo deseas que tu cuerpo se vea diferente. No estás solo/a: las investigaciones muestran que hasta el 84% de las mujeres experimentan insatisfacción corporal a lo largo de su vida, y cuatro de cada cinco hombres confiesan estar insatisfechos con su cuerpo.

Aprender a amar tu cuerpo cuando realmente no lo haces no es una tarea fácil, y no es tan simple como el movimiento de positividad corporal a veces puede parecer. Pasar de "odio mi cuerpo" a algo más positivo llevará tiempo y un esfuerzo consciente. Aquí hay algunas formas pequeñas y concretas de comenzar:

1. Comprométete

El hecho de que reconozcas que quieres cambiar es como empiezas a cambiar. Felicitaciones.

El reconocimiento es el 50% del trabajo, así que ya has comenzado. Después de esto, el primer paso para cambiar cómo te sientes con respecto a tu cuerpo es comprometerte con el cambio.

Debes reconocer que tienes una relación negativa con tu cuerpo y que quieres tener una relación positiva y saludable. Dite a ti mismo/a que quieres tener una relación positiva con tu cuerpo. ¡Y asegúrate de que lo dices en serio!

2. Deshazte de la narrativa de que lucir de cierta manera te hará más feliz

Pregúntate esto: ¿por qué quieres lucir diferente? Lo más probable es que sea porque quieres caerles bien a otras personas y crees que lucir de cierta manera te hará sentir más amado/a y aceptado/a.

Nos venden la idea de que vernos de cierta manera nos traerá aprobación, afecto, amor, respeto, valor, etc. Pero todo es un mito. Lucir de cierta manera no te hará feliz.

· · ·

¡Mira a todas las modelos de marcas de renombre y alta costura, con adicciones a las drogas y trastornos alimentarios!

Antes de que puedas aprender a amar tu cuerpo, debes abandonar la idea de que no te sentirías triste, solo/a o rechazado/a si te vieras diferente. ¡Incluso Beyoncé fue engañada! La vida humana implica belleza y sufrimiento para todos.

Cuanto más interiorices realmente esta idea, menos apegado/a estarás a cumplir con ciertas normas de belleza convencionales porque comprenderás que nunca te darán lo que quieres. La paz y la felicidad tienen que venir desde adentro.

Esto no quiere decir que la discriminación por tamaño, el racismo y el capacitismo no sean reales; sí, desafortunadamente, estos factores físicos afectan la forma en que las personas nos tratan. Pero hacer todo lo posible para cumplir con los ideales imposibles no te ayudará a sentirte mejor contigo mismo/a.

¿Es tu cuerpo el problema, o son los paradigmas dominantes el problema?

. . .

En lugar de seguir tratando de encajar en un sistema que te enfrenta con tu propio cuerpo, ¿qué pasaría si adoptaras una nueva forma de pensar en la que te consideras valioso/a exactamente como eres? ¿Qué pasaría si dejaras de tratar de apaciguar a los demás a tu costa?

Intenta repetirte esto a ti mismo/a: merezco ser amado/a y aceptado/a en este mismo cuerpo. Yo me amo y me acepto en este cuerpo, y ya no entretendré a personas ni mensajes que me digan lo contrario.

3. Deja de juzgar el cuerpo de otras personas, punto

Para que aprendas a amar tu cuerpo, debes dejar de juzgar a otras personas en función de sus cuerpos. Cuando criticas el cuerpo de otra persona, envías el mensaje, tanto a ellos como a ti mismo/a, de que los cuerpos son una medida válida del valor de una persona. Déjalo. Mereces ser amado/a y aceptado/a en tu cuerpo exacto. Todos los demás también.

4. Limpia tus redes sociales de cualquier cosa que te haga sentir mal con tu cuerpo

¿Esas celebridades súper delgadas, brillantes y glamorosas y concursantes de *reality shows* que sigues en Instagram?

Puedes pensar que son inofensivos, pero las investigaciones nos muestran una y otra vez que la exposición a los medios que presentan tipos de cuerpo poco realistas está relacionada con considerar como inferior a nuestro propio cuerpo.

Toma el control de las imágenes y mensajes que permites en tu cerebro. Es tu trabajo asegurarte de que estás filtrando esas cosas y que estás siendo muy consciente y proactivo/a, que pones límites a tu alrededor. Puedes elegir qué mensajes interiorizar y puedes crear límites alrededor de las personas, los lugares y las cosas que te sacan de tu cuerpo.

Así que puedes comenzar a analizar tus redes sociales: mira las cuentas que estás siguiendo. ¿Te hacen sentir empoderado/a? Elimina y agrega nuevas cuentas según sea necesario porque lo que te rodea te influye, no importa cuán inmune puedas pensar que eres a esas imágenes.

5. Sigue cuentas de redes sociales que muestren cuerpos que se parecen al tuyo

Si eres gordo/a, comienza a inundarte con imágenes de personas gordas felices, seguras de sí mismas, sexys y en exhibición. Si eres una persona de color, aumenta tu consumo de contenido con alegría negra y marrón.

. . .

Curar tu consumo de medios puede marcar una gran diferencia en tu psique y tu percepción de lo que hace que un cuerpo sea hermoso.

6. Conoce tu cuerpo

Para amar tu cuerpo, primero debes conocer tu cuerpo. El cuerpo es la expresión física de las emociones, y esto no tiene nada que ver con tu apariencia o tu edad. Una vez que te familiarizas con el lenguaje de tu cuerpo (no el lenguaje corporal), puedes saber mejor lo que está tratando de decirte. Disminuir la velocidad para escuchar los mensajes de tu cuerpo es una manera de desarrollar compasión, que es un tipo de amor.

Hay muchas maneras de llegar a conocer tu cuerpo en un nivel más profundo. Por ejemplo, si tienes útero, trata de hacer un seguimiento de tu ciclo menstrual con más detalle.

Considera probar algo como una copa menstrual para controlar tus periodos, ya que el proceso de insertar y quitar una copa requiere que toques el cuello uterino con los dedos, veas y sientas la sangre menstrual y, en general, tengas intimidad con tu cuerpo.

. . .

También podrías considerar probar una forma de ejercicio o movimiento que requiera mucho control del cuerpo: danza del vientre, levantamiento de pesas o incluso yoga o danza aérea. Pueden parecer actividades intimidantes, pero puedes comenzar poco a poco.

Una forma particularmente poderosa de encarnarse es hacer un ejercicio de atención plena llamado escaneo corporal. Inhala y exhala lentamente, cierra los ojos y luego enfoca toda tu atención en la parte superior de tu cabeza.

¿Qué sensaciones sientes allá arriba? ¿Alguna tensión?, ¿hormigueo?, ¿dolor? Después de unos momentos, muévete hacia tu cara y haz lo mismo. Luego a tu cuello. Luego a tus hombros. Luego tu pecho. Y así sucesivamente hasta llegar a tus pies.

En este momento, ¿dónde estás, en qué estás sentado/a? Fíjate cómo se siente... duro, suave, frío, tibio, húmedo, pegajoso, etc. ¿Con qué partes de tu cuerpo se conecta? ¿Qué están haciendo tus pies en este momento? ¿Qué pasa con el interior de tu mejilla? Así es como te sintonizas con tu cuerpo. Te sorprendería cuánto conocer mejor tu cuerpo puede hacer que sea mucho más fácil amarlo.

7. Haz algo que haga que tu cuerpo se sienta bien todos los días

Acostúmbrate a hacer algo bueno por tu cuerpo todos los días. Tal vez eso sea reservar unos minutos para darte un masaje de manos. Tal vez sea ponerte el par de calcetines más suaves y peludos para usar en la casa. Tal vez sea aplicarte una mascarilla facial refrescante o maquillarte toda la cara sin otra razón que la de hacerte sentir bien.

Se trata de entrenar tu cerebro para asociar tu cuerpo y el estar contigo mismo/a con sentimientos positivos. Acostúmbrate a bañar tu cuerpo con amor, y comenzará a sentirse natural e instintivo con el tiempo.

8. Alimenta tus sentidos

Cada vez que te sientes de alguna manera con tu cuerpo, por lo general estás desconectado/a de él y generalmente estás desconectado/a de la experiencia placentera de tener un cuerpo, de poder saborear cosas deliciosas, ver paisajes hermosos, escuchar cosas.

Nuestros cuerpos están preparados para el placer. Todo el propósito de tener un cuerpo es que nos sintamos bien.

Alimenta tus sentidos. Comprométete realmente con ellos, eso crea una conexión con el cuerpo, y esa conexión con el cuerpo ayuda a desintegrar el odio hacia el cuerpo.

· · ·

9. Tócate

La masturbación es una forma poderosa de ponernos en contacto con nuestros cuerpos y recordarnos todo el placer que nuestros cuerpos pueden brindarnos. Este puede ser el punto de inflexión para muchas personas cuando se trata de hacer las paces con sus cuerpos. Comprender que eres digno/a de placer sexual es muy poderoso. Tú, en cualquier forma de cuerpo, en este momento, puedes y mereces experimentar placer.

Hay tantos beneficios de la masturbación, así que hazlo con frecuencia. Date un capricho con buenos juguetes sexuales y rituales indulgentes de auto-placer. Cuando tu cuerpo es una herramienta para las subidas orgásmicas y las descargas de oxitocina, se vuelve mucho más fácil amar.

10. Haz cosas nuevas con tu cuerpo

Cuando desafías a tu cuerpo a hacer algo nuevo, algo fuera de tu zona de confort, puedes ver tu cuerpo bajo una nueva luz, tienes la oportunidad de apreciar lo que es capaz de hacer. Prueba diferentes tipos de ejercicio como bailar, explorar la alimentación intuitiva o probar una sesión de fotos de tocador.

. . .

11. Prueba el baile intencional y sensual

Bailar, intencionalmente, solo/a, puede ser una forma poderosa de reconectarte con tu cuerpo. Hay algo en dejar que nuestros cuerpos se muevan de la forma en que nuestros cuerpos quieren moverse, sin juzgar, sin intentar hacer ninguna coreografía.

Simplemente se siente muy, muy bien, especialmente en esta época en la que somos tan rígidos con nuestros cuerpos, con la forma en que nos sentamos, con la forma en que nos paramos. Hay tanta rigidez. Bailar es simplemente sentir que le das permiso a tu cuerpo para hacer lo que quiere hacer, para mostrarse de la manera que quiere, para sentir y emocionarse de la manera que quiere sentir y emocionarse.

Siempre puedes poner una canción que sabes que te pone en movimiento. Pase lo que pase, sin importar cómo quiera moverse tu cuerpo, deja que se mueva. Sé muy consciente en el baile, como si no fueras a bailar. Respira. Pregúntate qué emociones surgen en ese momento. Mientras mueves los brazos, ¿qué emoción quiere liberarse? O mientras mueves las caderas, ¿qué estás sacudiendo?

12. Practica la gratitud por tu cuerpo

. . .

Es mucho más útil pensar en lo que nuestro cuerpo hace por nosotros todos los días. Nuestros cuerpos nos llevan a través de nuestros días con fuerza y gracia y también son capaces de infinitas cantidades de placer. Si podemos estar agradecidos por todas las cosas que nuestros cuerpos hacen por nosotros, eso puede ayudarnos a verlos bajo una luz diferente.

13. Haz ejercicio para sentirte bien

Cuando se trata de ejercicio, es importante enmarcarlo como mover el cuerpo de una manera que te haga feliz. Haz ejercicio de una manera que te brinde alegría, queremos enmarcar esto como una forma de celebrar nuestro cuerpo, no aplastarlo hasta que tenga una forma que nos agrade.

El ejercicio es una forma natural de aumentar la energía, reducir el estrés y mantener nuestro cuerpo saludable. Pero cuando consideramos el ejercicio como una herramienta para perder peso o moldear el cuerpo, convertimos algo que es nutritivo en algo que es dañino e incluso odioso para nuestro cuerpo. Haz ejercicio como una forma de amar tu cuerpo, no como una forma de cambiarlo o combatirlo.

14.Viste tu cuerpo con cariño

. . .

A veces, cuando nos sentimos inseguros acerca de nuestro cuerpo, consciente o inconscientemente nos ponemos ropa destinada a cubrir la mayor cantidad posible de "áreas problemáticas" de nuestro cuerpo o atraer la menor cantidad de atención. Esto refuerza la vergüenza y la negatividad alrededor de nuestros cuerpos.

Viste tu cuerpo como si fuera una obra de arte. Sé intencional, atento/a y expresivo/a. Si tienes la capacidad financiera, disfruta de un día de compras y compra ropa que te haga sentir bien y que haga que tu cuerpo se sienta bien.

Cuando vestimos nuestro cuerpo intencionalmente, lo tratamos como algo digno de atención y amor, enviamos el mensaje, a los demás y a nosotros mismos, de que este es un cuerpo que es amado.

15. Combate la gordofobia

¿Cuáles son tus sentimientos acerca de ser gordo/a? Si tienes un miedo profundo a estar gordo/a o crees que hay algo malo en estar gordo/a, estás lidiando con lo que se conoce como gordofobia. La gordofobia es el miedo o el odio a la gordura. Es similar a la homofobia (el miedo o el odio hacia las personas homosexuales), excepto que el objetivo son las personas gordas.

· · ·

Pregúntate esto: ¿qué hay de malo en estar gordo? Claro, tener sobrepeso puede relacionarse con muchos problemas de salud importantes. Pasa lo mismo con el estrés. Pero no verás que la gente tenga una reacción tan fuerte a la idea de estar estresados como lo hacen con la idea de estar gordo.

Las personas estresadas tampoco son discriminadas en el lugar de trabajo ni maltratadas por sus médicos de la misma manera que las personas gordas. Eso es todo producto de la gordofobia.

Es hora de empezar a superar nuestro miedo a la gordura. Eso significa celebrar un cuerpo gordo, apoyar y empoderar a tus amigos gordos y llamar la atención sobre los comentarios discriminatorios de tus compañeros, sin dejar de lado tus hábitos sanos y la manera en la que cuidas de ti.

16. Haz el trabajo del espejo

Aprender a amar tu cuerpo no sucederá de la noche a la mañana. Los pequeños rituales diarios son clave para avanzar en este viaje y entrenar lentamente tu mente con el tiempo para dejar de ser tan crítico/a con tu cuerpo.

Un excelente hábito es una práctica de afirmación positiva realizada frente a un espejo: tómate un momento cada mañana para mirar todo tu cuerpo y decir algo amable al respecto. También es posible que desees identificar las partes de tu cuerpo en las que no te gusta enfocar afirmaciones positivas. Por ejemplo, si odias tus muslos, puedes recitarte a ti mismo/a: amo mis muslos gruesos, o, mis muslos son fuertes y sensuales. Sin embargo, es importante no forzar el amor si todavía no está allí.

Deja de - tener que − amarlo, pues si es una obligación que no puedes cumplir, será otra razón para castigarte a ti mismo/a. Deja de acumular vergüenza. Eso puede ser demasiado, demasiado radical o casi imposible para ti en esta etapa de tu evolución. ¿Puedes intentar encontrar algunas cosas que tal vez te gusten en su lugar? Tal vez tengas buenas manos o tobillos, hermosos ojos, grandes hombros o un cabello increíble.

17. Prueba el autorretrato sensual

Toma fotografías sensuales de ti, para ti. No de tu rostro, sino de tu cuerpo, haciéndolo con el propósito de conectarte con tu cuerpo, de ver tu cuerpo, tu resplandor, tu suavidad con tus propios ojos.

La intención detrás de esto es clave: *"voy a tomar esta foto para conectarme con mi cuerpo, para verme con mis propios ojos y comenzar a procesar los sentimientos que surgen en mí cuando me miro...*

. . .

Voy a reescribir estos guiones dentro de mi cabeza que dicen que no soy suficiente. Voy a usar estas fotos como prueba de que soy suficiente, que es posible para mí estar conectado/a".

18. Si la positividad corporal no te funciona, opta por la neutralidad corporal

Si saltar directamente a los pensamientos positivos no te parece auténtico, está bien. Puedes pasar primero a lo que se llama "pensamientos neutrales" sobre tu cuerpo: si tu pensamiento es 'mi estómago es repugnante', no es creíble decirte a ti mismo/a que tu estómago es hermoso todavía, pero puedes practicar otro pensamiento.

Prueba decirte *'este es un estómago humano'* cada vez que lo miras o cada vez que tu cerebro comienza a quejarse al respecto. Cuanto más practiques este tipo de intercambios de pensamientos neutrales, más fáciles se volverán; eventualmente se convertirán en tus pensamientos naturales predeterminados. Para las personas que luchan con la positividad corporal, la neutralidad corporal puede ser sorprendentemente liberadora.

19. Trabaja con un profesional

. . .

Aprender a amar tu cuerpo cuando odias tu cuerpo en ese momento no es fácil. Incluso cuando comprendes por qué debes amar tu cuerpo racionalmente, llegar espiritualmente a veces puede requerir orientación. No tengas miedo de comunicarte con un terapeuta o entrenador que pueda apoyarte en este viaje, brindarte consejos personalizados y ayudarte cuando caigas.

20. Recuerda que tu cuerpo es un pedazo de la naturaleza

Tu cuerpo nunca podría ser inapropiado. Tu cuerpo, como está, está bien. Eres de naturaleza. Tienes ciclos en el cuerpo que reflejan los ciclos del día y la noche, de las estaciones, de la luna y las mareas. Tu cuerpo es un maravilloso milagro.

5

Autocuidado

Cuidarse bien es primordial para el éxito de tu proceso de aceptación y positividad corporal. Las personas a menudo descubren que su salud física, espiritual y emocional están todas conectadas y que apoyar a una apoya a las demás.

Cuidar todos los aspectos de ti aumentará la probabilidad de que te mantengas en buen camino.

Algunos consejos para el cuidado personal incluyen, por ejemplo, vivir saludablemente, comer alimentos saludables, dormir lo suficiente, hacer ejercicio regularmente y evitar las drogas y el alcohol. Manejar el estrés y acudir a revisiones médicas periódicas también son actividades importantes.

También es importante practicar una buena higiene.

• • •

La buena higiene es importante por razones sociales, médicas y psicológicas, ya que no solo reduce el riesgo de enfermedad, sino que también mejora la forma en que los demás te ven y cómo te ves a ti mismo/a.

Ver amigos para construir tu sentido de pertenencia es otra herramienta que ayuda bastante. Podrías considerar unirte a un grupo de apoyo para hacer nuevos amigos, o inscribirte a nuevas actividades en las que tengas la oportunidad de conocer a más gente. Apóyate también en el círculo cercano que ya tienes.

Trata de hacer algo que disfrutes todos los días. Eso podría significar bailar, ver tu programa de televisión favorito, trabajar en el jardín, pintar o leer. Encuentra formas de relajarte, como la meditación, el yoga, recibir un masaje, bañarte o caminar por el bosque.

La importancia de incorporar alegría, espíritu y relajación en tu vida tiene muchas implicaciones para desarrollar resiliencia (la capacidad de recuperarte de un evento repentino) y mantenerte saludable.

Las cuatro C para la alegría, el espíritu y la relajación son: conéctate contigo mismo/a, conéctate con los demás, conéctate con tu comunidad y crea alegría y satisfacción.

· · ·

Mientras usas estas cuatro C, recuerda continuar tratando de aumentar tus niveles de comodidad y hacer cosas que quizás no hayas hecho antes.

Es importante que consultes contigo mismo/a periódicamente. Si no lo haces, es posible que no te des cuenta de que las cosas están cambiando o descontrolándose. Verificar contigo mismo/a te da la oportunidad de evaluar dónde te encuentras en tu proceso de aceptación. Es posible que descubras que necesitas reajustar en algún punto o probar diferentes herramientas.

Si has tenido malos momentos en el pasado, es comprensible lo difícil que puede ser salir de esos lugares. Aprender todo lo que puedas sobre ti mismo/a te ayudará a saber que las situaciones que no controlas en tus tiempos difíciles no son tu culpa. Hacer una lista de los logros que has alcanzado es un buen recurso al que recurrir cuando sientas que tu determinación disminuye.

Otra herramienta que puede ayudarte es escribir un diario sobre tus experiencias. Llevar un diario es una gran manera de aprender sobre ti mismo/a. Es importante ser completamente honesto/a en tu diario, pues al escribir en él debes sentirte libre de bajar la guardia. Esto te ayudará a descubrir cómo te sientes realmente y a descargar tu estrés de una manera no amenazante.

. . .

Otro método para conectarte contigo mismo/a es convertirte en un/a defensor/a y compartir tu historia. Se han realizado muchas investigaciones que exploran el poder de la narración como una forma de terapia. Compartir tus propias experiencias a través de la escritura o el habla es una etapa importante en tu proceso. Así como te apoyas leyendo los pensamientos y experiencias de los demás, también puedes ser la persona que ayude a levantar a otro.

Pasar tiempo con personas positivas y cariñosas que te importan y en las que confías puede aliviar el estrés, mejorar tu estado de ánimo y mejorar la forma en que te sientes en general. Pueden ser familiares, amigos cercanos, miembros de un grupo de apoyo o un terapeuta.

Muchas comunidades incluso tienen líneas telefónicas de atención (líneas directas gratuitas administradas por personas con problemas de salud mental) a las que puedes llamar para hablar con alguien y recibir apoyo de pares.

La investigación apunta a los beneficios de la conexión social como una herramienta para el incremento de la felicidad. En un estudio convincente, una diferencia clave entre las personas muy felices y las personas menos felices fueron las buenas relaciones.

. . .

También se relaciona a la conexión social con una mejor salud. La soledad se asoció con un mayor riesgo de presión arterial alta en un estudio reciente de personas mayores.

Asimismo, otro beneficio es una vida más larga. Las personas con fuertes lazos sociales y comunitarios tenían dos o tres veces menos probabilidades de morir durante un estudio de 9 años.

La conexión ocurre cuando obtienes ayuda concreta (como que un amigo recoja a tus hijos de la escuela), apoyo emocional (como escuchar a alguien decir: "lamento mucho que estés pasando por un momento tan difícil, estoy para ti"), perspectiva (como recordar que incluso los adolescentes más malhumorados crecen), consejos (como una sugerencia para planificar una cita semanal con tu pareja) y validación (como saber que a otras personas también les encanta leer los horarios de los trenes).

¿Tienes suficiente apoyo? Pregúntate si tienes al menos algunos amigos o familiares con los que te sientas cómodo/a para pasar el tiempo, te den la sensación de que podrías decirles cualquier cosa, puedan ayudarte a resolver problemas, te hagan sentir valorado/a y tomen tus preocupaciones en serio.

. . .

Una excelente manera de sentirte emocionalmente fuerte y resiliente en momentos de estrés es sentirte conectado/a con una comunidad amplia. Piensa en las cosas que te gusta hacer. Puedes expandir tu red social investigando una organización comunitaria que reúna a personas que comparten los mismos intereses.

Por ejemplo, muchas comunidades tienen grupos locales de ciclistas, excursionistas o caminantes. ¿Hay algo que siempre has querido hacer como aprender un nuevo idioma? Toma una clase o únete a un grupo local. También puedes encontrar el apoyo que necesitas a través de grupos de apoyo locales para un problema específico, como la crianza de los hijos, el manejo de un problema de salud o el cuidado de un ser querido que está enfermo.

O considera ofrecerte como voluntario/a en una organización comunitaria que ayude a satisfacer una necesidad. Es importante asegurarte de que tu experiencia de voluntariado funcione para ti y no se convierta en una fuente adicional de estrés, por lo que debes conseguir la combinación adecuada.

Piensa en qué tipo de trabajo te gusta hacer, según tus intereses, habilidades y disponibilidad. Considera hacer de esto una lista para facilitar el proceso. ¿Te gusta leer, escribir, construir cosas, reparar cosas u ordenar y organizar?

. . .

¿Tienes un campo especial de conocimiento que podría enseñar a estudiantes con dificultades como tutor o entrenador?

O tal vez… ¿Estás especialmente preocupado/a por la falta de vivienda o la contaminación? ¿Te encanta la jardinería o trabajar en una oficina? ¿Hablas otro idioma? ¿Necesitas estar en casa y llevar tu trabajo voluntario a casa? Cualquiera que sea tu situación y tus intereses, probablemente haya una oportunidad de voluntariado para hacer una gran contribución en tu comunidad.

El voluntariado puede ayudarte a construir conexiones sólidas con otros, una forma comprobada de proteger tu salud mental e incrementar tu autoestima, así que haz que cuente. Quieres que tu tiempo como voluntario/a marque la diferencia, así que haz preguntas para asegurarte de que la organización utilice a los voluntarios de manera eficiente y productiva. Identifica qué hacen los voluntarios, dónde y cuándo lo hacen, y si un empleado está disponible con información y orientación cuando sea necesario.

Encuentra una conexión. Para encontrar un puesto de voluntariado adecuado para ti, comunícate con tu centro de voluntarios. Busca en las páginas amarillas bajo "centro de información para voluntarios" o "centro de voluntarios", o busca opciones en línea.

· · ·

También puedes comunicarte con la línea de información de tu ciudad o condado para solicitar una remisión a un servicio de coordinación de voluntarios en tu área.

Comenzar el proceso de positividad corporal puede llegar a ser agotador emocional y mentalmente (aunque ese no es el objetivo y, si esto sucede, deberías reevaluar los pasos que has dado hasta el momento). Los expertos han descubierto que los buenos sentimientos pueden aumentar tu capacidad para lidiar con el estrés, resolver problemas, pensar con flexibilidad e incluso combatir enfermedades. Cuidar tu cuerpo emocional, física y mentalmente creando alegría y satisfacción es una parte importante de vivir.

Los estudios muestran que reír disminuye el dolor, puede ayudar a tu corazón y pulmones, promueve la relajación muscular y puede reducir la ansiedad. Las emociones positivas pueden disminuir las hormonas del estrés y desarrollar la fuerza emocional.

Las actividades de ocio ofrecen una distracción de los problemas, un sentido de competencia y muchos otros beneficios. Por ejemplo, en un estudio en el que se observaron gemelos, el que participaba en actividades recreativas tenía menos probabilidades de desarrollar la enfermedad de Alzheimer o demencia que su compañero gemelo.

. . .

Algunos consejos para disfrutar de la vida y relajarte:

- Haz algo que te encantaba hacer cuando eras niño/a. Corre a través de los aspersores, cuélgate de los pasamanos o ensucia con pintura de dedos.
- Haz algo que siempre hayas querido hacer. Hornea un soufflé, construye una casa en el árbol o aprende a tejer. Si no estás seguro/a de cómo, toma una clase o busca un grupo local dedicado a la actividad.
- Mira o escucha comedia. A través de un video, podcast o sitio web. O ríete a la antigua, a través de la sección de historietas.
- Toma un masaje terapéutico. Un masaje puede aliviar la tensión muscular, estimular los analgésicos naturales del cuerpo y estimular el sistema inmunológico. También puede ayudarte a sentirte menos ansioso/a y más relajado/a.
- Un descanso en la naturaleza. Un cielo azul, arbustos frondosos, un lago pintoresco. Caminar, o simplemente mirar la naturaleza calma los nervios y alivia la fatiga mental. En un estudio, los trabajadores con vistas a la naturaleza estaban más contentos con sus trabajos que los trabajadores con trabajos similares, pero sin vistas a la naturaleza.

Otro aspecto que puede ayudar a tu autocuidado es la meditación.

• • •

Las investigaciones muestran que la meditación no solo ofrece calma, sino que también ayuda con la ansiedad y la depresión, el cáncer, el dolor crónico, el asma, las enfermedades cardíacas y la presión arterial alta.

Para comenzar, todo lo que necesitas son unos minutos cada día. Más tarde, es posible que desees trabajar hasta 10, 20 o 30 minutos. Puedes encontrar una de las muchas opciones de meditación en un libro o CD, en línea o en una clase. O puedes probar algunas sugerencias a continuación. Si una no funciona, mantén la calma... y prueba con otra.

Respiración profunda

Siéntate o acuéstate cómodamente. Descansa tus manos sobre tu estómago y cuenta lentamente hasta cuatro mientras inhalas por la nariz. Siente cómo se eleva tu estómago.

Aguanta la respiración por un segundo. Cuenta lentamente hasta cuatro mientras exhalas, preferiblemente con los labios fruncidos para controlar la respiración. Tu estómago caerá lentamente. Repite unas cuantas veces.

Meditación de atención plena

. . .

Concéntrate en tu respiración. Nota cualquier cosa que pase a través de tu conciencia sin juicio.

Si tu mente comienza a abordar tu lista de tareas pendientes, simplemente vuelve a concentrarte en tu respiración.

Visualización

Cierra los ojos, relájate e imagina un lugar tranquilo, como un bosque. Involucra todos tus sentidos: escucha el crujido de las hojas, huele el suelo húmedo, siente la brisa.

Repite un mantra

Siéntate en silencio y elige cualquier palabra, frase o sonido significativo o tranquilizador. Puedes repetir el mantra en voz alta o en silencio. Los expertos dicen que la repetición crea una respuesta de relajación física.

Participa en una forma meditativa de ejercicio

Prueba el tai chi o el qi gong, que usan movimientos relajantes y fluidos.

. . .

Un plan eficaz de autocuidado debe adaptarse a tu vida y tus necesidades. Tiene que ser algo creado por ti, para ti.

Personalizar tu propio plan de cuidado personal puede actuar como una medida preventiva para asegurarte de continuar con los buenos hábitos que estamos aprendiendo.

Evalúa qué áreas de tu vida necesitan más atención y cuidado personal. Y reevalúa tu vida a menudo. A medida que tu situación cambie, es probable que tus necesidades de cuidado personal también cambien.

A medida que construyes tu plan de cuidado personal, los siguientes pasos pueden ser útiles:

1. Evalúa tus necesidades

Haz una lista de las diferentes partes de tu vida y las principales actividades que realizas cada día. El trabajo, la escuela, las relaciones y la familia son algunos de los que podrías enumerar.

2. Considera tus factores estresantes

Piensa en los aspectos de estas áreas que causan estrés y considera algunas formas en que podrías abordar ese estrés (ya hemos discutido algunas y más adelante veremos muchas otras).

3. Diseña estrategias de autocuidado

Piensa en algunas actividades que puedes hacer que te ayudarán a sentirte mejor en cada una de estas áreas de tu vida. Pasar tiempo con amigos o establecer límites, por ejemplo, puede ser una forma de construir conexiones sociales saludables.

4. Planifica para los desafíos

Cuando descubras que estás descuidando cierto aspecto de tu vida, crea un plan para el cambio.

5. Da pequeños pasos

No tienes que abordar todo de una vez. Identifica un pequeño paso que puedes tomar para comenzar a cuidarte mejor.

6. Programa tiempo para concentrarte en tus necesidades

Incluso cuando sientas que no tienes tiempo para hacer una cosa más, haz del cuidado personal una prioridad.

Cuando te preocupas por todos los aspectos de ti mismo/a, encontrarás que puedes operar de manera más efectiva y eficiente.

Las demandas de tu vida diaria y tus problemas actuales pueden dictar qué tipo de cuidado personal podrías necesitar más. El cuidado personal no es una estrategia única para todos, tu plan de cuidado personal deberá personalizarse según tus objetivos y lo que está sucediendo actualmente en tu vida.

No quieres esperar hasta que hayas llegado a tu punto de quiebre. El objetivo es tomar medidas todos los días para asegurarte de obtener lo que necesitas para sortear los desafíos que enfrentas en tu vida diaria y facilitar tu camino hacia la autoaceptación y la positividad corporal.

6

Balance alimenticio

SE HA DEMOSTRADO CIENTÍFICAMENTE que una dieta rica en frutas y verduras brinda numerosos beneficios para la salud, como la reducción del riesgo de varias enfermedades crónicas y el mantenimiento de la salud del cuerpo.

Sin embargo, hacer cambios importantes en tu dieta a veces puede parecer muy abrumador. En lugar de hacer grandes cambios, someterte a pesadas dietas y adquirir hábitos que, irónicamente son poco saludables, puede ser mejor comenzar con acciones más pequeñas. Y es probable que sea más manejable comenzar con una sola cosa, en lugar de todas a la vez.

En este capítulo veremos 25 pequeños cambios que pueden hacer que una dieta regular sea un poco más saludable. Solo recuerda que no necesitas tratar de hacerlos todos a la vez.

En su lugar, es posible que desees agregar estos cambios a tu vida con el tiempo.

Reduce la velocidad

El ritmo al que comes influye en la cantidad que comes, así como en la probabilidad de que aumentes de peso. De hecho, los estudios que comparan diferentes velocidades de alimentación muestran que las personas que comen rápido tienen muchas más probabilidades de comer más y tener un índice de masa corporal (IMC) más alto que las personas que comen lentamente.

Tu apetito, cuánto comes y qué tan lleno/a te sientes están controlados por las hormonas. Las hormonas le indican a tu cerebro si tienes hambre o estás lleno/a; sin embargo, tu cerebro tarda unos 20 minutos en recibir estos mensajes. Es por eso que comer más despacio puede darle a tu cerebro el tiempo que necesita para percibir que estás lleno/a.

Los estudios han confirmado esto, mostrando que comer despacio puede reducir la cantidad de calorías que consumes en las comidas y ayudarte a solo comer hasta estar satisfecho/a. Comer despacio también está relacionado con una masticación más completa, que también se ha relacionado con un mejor control alimenticio.

· · ·

Por lo tanto, simplemente comer más despacio y masticar con más frecuencia puede ayudarte a una mejor relación con la comida.

Elige pan integral en lugar de refinado

Puedes hacer que tu dieta sea un poco más saludable eligiendo pan integral en lugar del tradicional pan de grano refinado. Los granos refinados se han asociado con muchos problemas de salud, mientras que los granos integrales, por otro lado, se han relacionado con una variedad de beneficios para la salud, incluido un riesgo reducido de diabetes tipo 2, enfermedades cardíacas y cáncer.

También son una buena fuente de fibra, vitaminas B y minerales como zinc, hierro, magnesio y manganeso. Hay muchas variedades de pan integral disponibles, y muchas de ellas incluso saben mejor que el pan refinado.

Solo asegúrate de leer la etiqueta para identificar que tu pan esté hecho solo con granos integrales, no con una mezcla de granos integrales y refinados. También es preferible que el pan contenga semillas o granos enteros.

Añade yogur griego a tu dieta

• • •

El yogur griego (o yogur al estilo griego) es más espeso y cremoso que el yogur normal. Se ha colado para eliminar el exceso de suero, que es la parte acuosa de la leche. Esto da como resultado un producto final que es más alto en grasas y proteínas que el yogur normal.

De hecho, contiene hasta el doble de proteína que la misma cantidad de yogur normal, o hasta 10 gramos por cada 3.5 onzas (100 gramos). Comer una buena fuente de proteínas puede ayudarte a sentirte lleno/a por más tiempo, lo que puede ayudarte a controlar tu apetito y reducir tu ingesta de alimentos, si ese es tu objetivo.

Además, dado que el yogur griego se ha colado, contiene menos carbohidratos y menos lactosa que el yogur normal. Esto lo hace adecuado para personas que siguen una dieta baja en carbohidratos o son intolerantes a la lactosa.

Simplemente reemplaza algunos refrigerios o variedades regulares de yogur con yogur griego para obtener una abundante dosis de proteínas y nutrientes. Solo asegúrate de elegir las variedades simples y sin sabor. Los yogures de sabores pueden contener azúcar agregada y otros ingredientes menos nutritivos.

No compres sin una lista

. . .

Hay dos estrategias importantes que puedes emplear cuando vayas de compras al supermercado: hacer tu lista de compras con anticipación y no ir a comprar tu comida de la semana con hambre. No saber exactamente lo que necesitas deja espacio para las compras impulsivas, mientras que el hambre puede hacer que arrojes aún más alimentos bajos en nutrientes a tu carrito de compras.

Es por eso que la mejor estrategia es planificar con anticipación y anotar lo que necesitas de antemano. Al hacer esto y cumplir con tu lista, no solo comprarás artículos más saludables para tener en casa, sino que también ahorrarás dinero.

Come huevos, preferiblemente en el desayuno

Los huevos son increíblemente saludables, especialmente si los comes por la mañana. Son ricos en proteínas de alta calidad y muchos nutrientes esenciales que las personas a menudo no obtienen lo suficiente, como la colina.

Al observar los estudios que comparan varios tipos de desayunos con calorías combinadas, los huevos se destacan.

Además, comer huevos por la mañana aumenta la sensación de saciedad.

. . .

Se ha demostrado que esto hace que las personas consuman menos calorías en las comidas posteriores. Puede ser bastante útil para consumir un desayuno integral, si ese es otro de tus objetivos.

Por ejemplo, un estudio en 50 personas encontró que comer un desayuno a base de huevo redujo la sensación de hambre y disminuyó la cantidad de calorías consumidas más tarde en el día que un desayuno de cereales. Por lo tanto, simplemente reemplazar tu desayuno actual con huevos puede resultar en grandes beneficios para tu salud.

Aumenta tu ingesta de proteínas

A menudo se hace referencia a la proteína como el rey de los nutrientes, y parece tener algunos súper poderes. Debido a su capacidad para afectar las hormonas del hambre y la saciedad, a menudo se considera el macronutriente que más llena.

Un estudio mostró que comer una comida rica en proteínas disminuyó los niveles de grelina, la hormona del hambre, más que una comida rica en carbohidratos en personas con obesidad. Además, la proteína te ayuda a retener la masa muscular y también puede aumentar ligeramente la cantidad de calorías que quemas por día.

· · ·

También es importante para prevenir la pérdida de masa muscular que puede ocurrir con la pérdida de peso y con la edad. Intenta agregar una fuente de proteína a cada comida y merienda, te ayudará a sentirte lleno/a por más tiempo, reducir los antojos y reducir la probabilidad de que comas en exceso.

Buenas fuentes de proteína incluyen productos lácteos, nueces, mantequilla de maní, huevos, frijoles y carne magra.

Bebe suficiente agua

Beber suficiente agua es importante para tu salud. Muchos estudios han demostrado que beber agua puede ayudar a la pérdida de peso y promover el mantenimiento del peso, e incluso puede aumentar ligeramente la cantidad de calorías que quemas cada día.

Los estudios también muestran que beber agua antes de las comidas puede reducir el apetito y la ingesta de alimentos durante la siguiente comida. Dicho esto, lo más importante es beber agua en lugar de otras bebidas. Esto puede reducir drásticamente la ingesta de azúcar y calorías.

Beber agua regularmente también puede estar relacionado con una mejor calidad de la dieta y podría disminuir la ingesta de calorías de las bebidas, además de que es un hábito sumamente saludable para adoptar.

Hornea o asa en lugar de capear o freír

La forma en que preparas tus alimentos puede cambiar drásticamente sus efectos en tu salud. Capear o freír son métodos populares para preparar carne y pescado, sin embargo, durante este tipo de métodos de cocción, se forman varios compuestos potencialmente tóxicos. Estos incluyen hidrocarburos aromáticos policíclicos, productos finales de glicación avanzada y aminas heterocíclicas.

Todos estos compuestos se han relacionado con varias afecciones de salud, incluido el cáncer y las enfermedades cardíacas. Los métodos de cocción más saludables incluyen hornear, asar, cocción a presión, hervir la comida, cocción lenta, estofados o sous-vide.

Estos métodos no promueven la formación de compuestos nocivos y pueden hacer que tus alimentos sean más saludables. Aunque todavía puedes disfrutar de un plato a la parrilla o frito de vez en cuando, es mejor usar esos métodos con moderación.

Toma suplementos de omega-3 y vitamina D

Aproximadamente mil millones de personas en todo el mundo tienen deficiencia de vitamina D. La vitamina D es una vitamina soluble en grasa que es muy importante para la salud ósea y el buen funcionamiento del sistema inmunológico. De hecho, cada célula de tu cuerpo tiene un receptor de vitamina D, lo que indica su importancia.

La vitamina D se encuentra en muy pocos alimentos, pero los mariscos grasos generalmente contienen las cantidades más altas. Los ácidos grasos omega-3 son otro nutriente que comúnmente falta y que se encuentra en los mariscos grasos.

Estos tienen muchas funciones importantes en el cuerpo, incluida la reducción de la inflamación, el mantenimiento de la salud del corazón y la promoción de la función cerebral adecuada.

La dieta occidental es generalmente muy alta en ácidos grasos omega-6, que aumentan la inflamación y se han relacionado con muchas enfermedades crónicas. Los omega-3 ayudan a combatir esta inflamación y mantienen al cuerpo en un estado más equilibrado.

Si no comes mariscos grasos regularmente (pues pueden ser inaccesibles o no adecuados a tu gusto), podrías considerar tomar un suplemento.

. . .

Los omega-3 y la vitamina D a menudo se pueden encontrar juntos en muchos suplementos.

Reemplaza tu restaurante de comida rápida favorito

Salir a comer no tiene por qué implicar alimentos poco saludables. Considera actualizar tu restaurante de comida rápida favorito a uno con opciones más saludables. Hay muchos restaurantes de comida rápida saludables y cocinas fusión que ofrecen comidas saludables y deliciosas.

Estas opciones pueden ser un excelente reemplazo para tu hamburguesa o pizza favorita. Además, generalmente puedes obtener estas comidas a un precio muy decente, ¡o incluso cocinarlas tú mismo/a!

Prueba al menos una nueva receta saludable por semana

Decidir qué cenar puede ser una causa constante de frustración, por lo que muchas personas tienden a usar las mismas recetas una y otra vez. Lo más probable es que hayas estado cocinando las mismas recetas en piloto automático durante años.

· · ·

Ya sean recetas saludables o no saludables, probar algo nuevo puede ser una forma divertida de agregar más diversidad a tu dieta. Trata de intentar hacer una nueva receta saludable al menos una vez por semana. Esto puede cambiar la manera en que realizas tu ingesta de alimentos y nutrientes y, con suerte, agregar algunas recetas nuevas y nutritivas a tu rutina.

Alternativamente, intenta hacer una versión más saludable de alguna de tus recetas favoritas experimentando con nuevos ingredientes, hierbas y especias.

Elige papas al horno en lugar de papas fritas

Las papas llenan mucho y son un acompañamiento común para muchos platos. Dicho esto, el método en el que se preparan determina en gran medida su impacto en la salud. Para empezar, 3.5 onzas (100 gramos) de papas al horno contienen 93 calorías, mientras que la misma cantidad de papas fritas contiene más de 3 veces más (333 calorías).

Además, las papas fritas generalmente contienen compuestos nocivos como aldehídos y grasas trans. Reemplazar las papas fritas con papas al horno o hervidas es una excelente manera de reducir las calorías y evitar estos compuestos poco saludables.

. . .

Come tus verduras primero

Una buena manera de asegurarte de comer tus verduras es disfrutarlas como entrada. Al hacerlo, lo más probable es que termines todas tus verduras mientras tienes más hambre. Esto puede hacer que comas menos de otros componentes de la comida, quizás menos saludables, más adelante.

Esto puede llevarte a comer menos calorías y alimentos más saludables en general, lo que resulta en una dieta más saludable. Además, se ha demostrado que comer vegetales antes de una comida rica en carbohidratos tiene efectos beneficiosos sobre los niveles de azúcar en la sangre.

Comer verduras disminuye la velocidad a la que los carbohidratos se absorben en el torrente sanguíneo y puede beneficiar el control del azúcar en la sangre tanto a corto como a largo plazo en personas con diabetes.

Come tus frutas en lugar de beberlas

Las frutas están cargadas de agua, fibra, vitaminas y antioxidantes.

. . .

Los estudios han relacionado repetidamente el consumo de frutas con un riesgo reducido de varias afecciones de salud, como enfermedades cardíacas, diabetes tipo 2 y cáncer.

Debido a que las frutas contienen fibra y varios compuestos vegetales, sus azúcares naturales generalmente se digieren muy lentamente y no provocan picos importantes en los niveles de azúcar en la sangre. Sin embargo, lo mismo no se aplica a los jugos de frutas.

Muchos jugos de frutas ni siquiera están hechos de fruta real, sino de concentrado y azúcar. Algunas variedades pueden incluso contener tanta azúcar como un refresco azucarado. Incluso los jugos de frutas reales carecen de la fibra y la resistencia a la masticación que brindan las frutas enteras. Esto hace que el jugo de frutas sea mucho más probable que aumente los niveles de azúcar en la sangre, lo que te llevará a consumir demasiado de un solo golpe.

Cocina en casa con más frecuencia

Trata de hacer un hábito de cocinar en casa la mayoría de las noches en lugar de comer fuera. Por un lado, es mucho mejor para tus finanzas personales. En segundo lugar, al cocinar la comida tú mismo/a, sabrás exactamente lo que contiene. No tendrás que preguntarte acerca de ningún ingrediente oculto poco saludable o alto en calorías.

Además, al cocinar porciones grandes, también tendrás sobras para el día siguiente, lo que también garantizará una comida saludable. Finalmente, cocinar en casa se ha asociado con un menor riesgo de obesidad y una mejor calidad de la dieta, especialmente entre los niños.

Vuélvete más activo/a

La buena nutrición y el ejercicio a menudo van de la mano.

Se ha demostrado que el ejercicio mejora tu estado de ánimo, así como también disminuye los sentimientos de depresión, ansiedad y estrés. Estos son los sentimientos exactos que tienen más probabilidades de contribuir a los atracones emocionales.

Además de fortalecer tus músculos y huesos, el ejercicio puede ayudarte a controlar tu peso, aumentar tus niveles de energía, reducir el riesgo de enfermedades crónicas, mejorar tu sueño y beneficiar a tu salud mental. Trata de hacer alrededor de 30 minutos de ejercicio de intensidad moderada a alta todos los días, o simplemente sube las escaleras y realiza caminatas cortas siempre que sea posible.

Reemplaza las bebidas azucaradas con agua con gas

· · ·

Las bebidas azucaradas posiblemente sean lo menos saludable que puedes beber. Están cargadas de azúcar añadida, que se ha relacionado con numerosas enfermedades, entre ellas, enfermedades del corazón, obesidad y diabetes tipo.

Además, el azúcar agregado que se encuentra en estas bebidas no afecta el apetito de la misma manera que lo hace la comida normal. Esto significa que no compensas las calorías que bebes comiendo menos. Un refresco azucarado de 16 onzas (492 ml) contiene alrededor de 207 calorías.

Trata de reemplazar tu bebida azucarada con una alternativa sin azúcar o simplemente elige agua con o sin gas en su lugar. Si lo haces, eliminarás las calorías no beneficiosas y reducirás la ingesta de exceso de azúcar.

Mantente alejado/a de los alimentos "dietéticos"

Los llamados alimentos dietéticos pueden ser muy engañosos. Por lo general, su contenido de grasa se ha reducido drásticamente y, a menudo, se etiquetan como "sin grasa", "bajo en grasa", "reducido en grasa" o "bajo en calorías".

Sin embargo, para compensar la pérdida de sabor y textura debido a la grasa, a menudo se agregan azúcar y otros ingredientes.

Por lo tanto, muchos alimentos dietéticos terminan conteniendo más azúcar y, a veces, incluso más calorías que sus contrapartes con toda la grasa. En su lugar, opta por alimentos integrales como frutas y verduras.

Duerme bien por la noche

No se puede exagerar la importancia de dormir bien. La privación del sueño interrumpe la regulación del apetito, lo que a menudo conduce a un aumento del apetito. Esto da como resultado una mayor ingesta de calorías y un aumento de peso.

De hecho, las personas que duermen muy poco tienden a pesar mucho más que las que duermen lo suficiente. La falta de sueño también afecta negativamente la concentración, la productividad, el rendimiento deportivo, el metabolismo de la glucosa y la función inmunológica.

Además, aumenta el riesgo de varias enfermedades, incluidas las afecciones inflamatorias y las enfermedades cardíacas. Por eso es importante tratar de obtener la cantidad adecuada de sueño de buena calidad, preferiblemente en una sola sesión.

Come bayas frescas en lugar de secas

Las bayas son muy saludables y están llenas de nutrientes, fibra y antioxidantes. La mayoría de las variedades se pueden comprar frescas, congeladas o secas. Aunque todos los tipos son relativamente saludables, las variedades secas son una fuente mucho más concentrada de calorías y azúcar, ya que se ha eliminado toda el agua.

Una porción de 3,5 onzas (100 gramos) de fresas frescas o congeladas contiene de 31 a 35 calorías, mientras que 3,5 onzas (100 gramos) de fresas secas contienen aproximadamente 375 calorías. Las variedades secas también suelen estar cubiertas de azúcar, lo que aumenta aún más el contenido de azúcar.

Al optar por las variedades frescas, obtendrás un refrigerio mucho más jugoso, más bajo en azúcar y con menos calorías.

Elige palomitas de maíz en lugar de papas fritas

Puede ser sorprendente que las palomitas de maíz sean un grano integral cargado de nutrientes y fibra. Una porción de 3,5 onzas (100 gramos) de palomitas de maíz infladas contiene 387 calorías y 15 gramos de fibra, mientras que la misma cantidad de papas fritas contiene 532 calorías y solo 3 gramos de fibra.

. . .

Las dietas ricas en granos integrales se han relacionado con beneficios para la salud, como un menor riesgo de inflamación y enfermedades cardíacas. Para una merienda saludable, intenta hacer tus propias palomitas de maíz en casa (no las variedades de palomitas de maíz para microondas) o compra palomitas de maíz preparadas con aire.

Muchas variedades comerciales preparan sus palomitas de maíz con grasa, azúcar y sal, por lo que no son más saludables que las papas fritas.

Elige aceites saludables

Los aceites vegetales y de semillas altamente procesados se han convertido en un alimento básico para el hogar en las últimas décadas. Los ejemplos incluyen aceites de soya, semilla de algodón, girasol y canola.

Estos aceites son ricos en ácidos grasos omega-6 pero bajos en omega-3 saludables para el corazón. Algunas investigaciones sugieren que una proporción alta de omega-6 sin omega-3 puede provocar inflamación y se ha relacionado con afecciones crónicas, como enfermedades cardíacas, cáncer, osteoporosis y trastornos autoinmunes.

. . .

Cambia estos aceites por alternativas más saludables, como aceite de oliva virgen extra, aceite de aguacate o aceite de coco.

Come en platos más pequeños

Se ha demostrado que el tamaño de tu vajilla puede afectar la cantidad que comes. Comer de un plato grande puede hacer que tu porción se vea más pequeña, mientras que comer de un plato pequeño puede hacer que se vea más grande. Según un estudio, comer de un plato más pequeño se asoció con una mayor sensación de saciedad y una menor ingesta de energía entre los participantes con un peso corporal saludable.

Además, si no te das cuenta de que estás comiendo más de lo normal, no lo compensarás comiendo menos en la próxima comida. Al comer de una vajilla más pequeña, puedes engañar a tu cerebro para que piense que está comiendo más, lo que hace que sea menos probable que comas en exceso.

Coloca el aderezo para ensaladas a un lado

Simplemente llegar al punto de poder pedir una ensalada en un restaurante es un gran logro para muchos.

Sin embargo, no todas las ensaladas son igualmente saludables. De hecho, algunas ensaladas están cubiertas con aderezos altos en calorías, lo que puede hacer que las ensaladas tengan incluso más calorías que otros elementos del menú.

Pedir el aderezo aparte hace que sea mucho más fácil controlar el tamaño de la porción y la cantidad de calorías que consumes. No te prives de un delicioso aderezo, simplemente trata de controlar la cantidad que añades.

Bebe tu café negro

El café, que es una de las bebidas más populares del mundo, es muy saludable. De hecho, es una fuente importante de antioxidantes y se ha relacionado con muchos beneficios para la salud, como un menor riesgo de diabetes tipo 2, deterioro mental y enfermedad hepática.

Sin embargo, muchas variedades comerciales de café contienen muchos ingredientes adicionales, como azúcar, jarabe, crema espesa y edulcorantes. Beber estas variedades anula rápidamente todos los beneficios para la salud del café y, en cambio, agrega mucha azúcar y calorías adicionales.

. . .

En su lugar, intenta beber tu café solo o simplemente agrega una pequeña cantidad de leche o crema en lugar de azúcar.

Revisar completamente tu dieta de una sola vez puede ser un gran paso hacia el desastre. En vez de eso, intenta incorporar algunos de los pequeños cambios enumerados anteriormente para hacer que tu dieta sea más saludable.

Algunos de estos consejos te ayudarán a mantener un tamaño de porción razonable, mientras que otros te ayudarán a agregar nutrientes o adaptarte a algo nuevo.

Juntos, tendrán un gran impacto en hacer que tu dieta general sea más saludable y sostenible, sin un gran cambio en tus hábitos.

La idea principal es mejorar la calidad de los alimentos que consumes, no restringir ningún alimento, pero ser consciente de las cantidades que comes, beber suficiente agua, balancear tus comidas y optar por opciones más saludables. Independientemente de tu peso, es importante incorporar a tu dieta hábitos que ayuden a cuidar de tu salud.

7

Movimiento consciente

ANDAR EN BICICLETA, levantar pesas, caminar o correr en máquina, cada uno puede ser una práctica de atención plena. Cualquiera que sea la actividad física, en lugar de simplemente hacer ejercicio para dominar una habilidad o mejorar tu condición, puedes moverte y respirar de una manera que te hace pasar de sentirte ocupado/a y distraído/a, a sentirte fuerte y capaz.

El movimiento consciente nos permite controlar nuestro cuerpo y movernos de una manera que puede ayudarnos a reducir el estrés, liberar energía estancada y fortalecer nuestra conexión mente-cuerpo. Es una excelente manera de practicar el cuidado personal al incorporar el bienestar mental y físico.

A menudo, cuando nos involucramos en movimientos conscientes para ayudar a que nuestro cuerpo se sienta mejor, nuestro estado de ánimo también se eleva. Los principios del movimiento consciente son los mismos que los de cualquier otra práctica de atención plena: nuestro objetivo es llevar toda nuestra atención al momento presente para experimentar el aquí y ahora.

Traemos nuestra conciencia a nuestro movimiento y nos enfocamos en nuestra respiración o en la forma en que nuestro cuerpo se siente cuando se mueve. Cuando nuestra mente divaga, volvemos nuestra atención a la práctica, a nuestra respiración, a nuestro cuerpo.

Los ejercicios de respiración son diferentes a cuando observamos nuestra respiración en reposo durante la meditación sentada. En cambio, nos conectamos con nuestro cuerpo durante la actividad física, alargando deliberadamente nuestras respiraciones para calmar nuestro sistema nervioso parasimpático, o acortando nuestras respiraciones por períodos cortos de tiempo para refrescarnos y reenfocarnos.

Una meditación caminando puede ser una forma simple y efectiva de explorar el movimiento consciente. La mayor diferencia entre una meditación caminando y salir a caminar como lo haríamos normalmente es que cuando practicamos la meditación, no tenemos como objetivo ir a ningún lado. En cambio, caminamos despacio y tratamos de llevar nuestra plena conciencia al acto de caminar.

· · ·

Eso puede parecer enfocarse en nuestra respiración o sentir el suelo bajo nuestros pies cuando un paso se convierte en el siguiente. Cuando nuestra mente divaga, la devolvemos a las sensaciones del momento.

Los estiramientos y el yoga pueden ayudarnos a liberar la tensión, la rigidez y las emociones fuertes. Cuando nuestros cuerpos no se mueven, no se sienten bien, y nuestras mentes tampoco. Tomarte un momento para dejar de lado las distracciones del día, alejarte del escritorio o del sofá y realizar movimientos suaves puede ayudar a aumentar la energía, concentración y resiliencia.

Si estás buscando desahogarte, hacer ejercicio es otra oportunidad para la atención plena. Hacer ejercicio puede ser una excelente manera de sintonizar nuestro cuerpo, sincronizar nuestra respiración y estar en el momento, todo mientras fortalece y nutre nuestros músculos.

El movimiento consciente nos ayuda a nutrir nuestro cuerpo estirándolo, fortaleciéndolo y tonificándolo, o simplemente prestando atención y tomando conciencia de cómo se siente nuestro cuerpo. Pero también podemos usar el movimiento para elevar nuestro bienestar emocional.

Cuando movemos nuestro cuerpo y ajustamos las posturas en las que mantenemos nuestro cuerpo, también cambiamos la actividad de nuestro sistema nervioso autónomo, que influye en reacciones como nuestra frecuencia cardíaca, presión arterial y respuesta de lucha o huida. Esto significa que el movimiento consciente puede darnos acceso para cambiar nuestras emociones y estados de ánimo de afuera hacia adentro.

La conciencia mente-cuerpo puede ser una fuente de poder y seguridad en momentos de duda. Y puede comenzar con algo tan simple como la forma en que nos sentamos o nos paramos. Un estudio en el *European Journal of Social Psychology* encontró que cuando mantenemos nuestro cuerpo en una posición erguida y abierta con la cabeza en alto, tendemos a sentirnos más seguros. Eso significa que en momentos en que nos sentimos nerviosos o tímidos, adoptar una postura más segura puede ayudarnos a contrarrestar esos sentimientos y encarnar ese poder.

Practicar yoga también puede aumentar la autoestima. Un estudio encontró que trabajar en posturas abiertas y expansivas puede aumentar "la sensación subjetiva de estar enérgico, empoderado y en control".

Hacer yoga con posturas abiertas incluso durante dos minutos puede tener un efecto edificante sobre cómo nos sentimos. Además, hacer tiempo en nuestro día para mover nuestro cuerpo puede aumentar el enfoque y nuestra capacidad para coordinar nuestras metas.

El movimiento consciente puede ser una excelente manera de cambiar tu práctica de atención plena si deseas probar una alternativa a la meditación sentada, y es excelente para comenzar o mejorar cómo nos ejercitamos.

También puede ser un punto de acceso a la práctica consciente para las personas a las que no les gusta quedarse quietas.

Puede llevar la atención plena a cualquier entrenamiento o caminar simplemente estando con tu cuerpo mientras te mueves. Deja los auriculares en casa e intenta tomar conciencia de lo que estás haciendo mientras lo haces. Si surgen pensamientos que te distraen, vuelve a dirigir tu atención a tu respiración o tu cuerpo. Es posible que incluso descubras que disfrutas más de tu entrenamiento cuando llevas la atención plena a tu práctica.

Cualquier actividad puede funcionar para la meditación consciente, y puedes encontrar anclas para tu atención en los movimientos: tal vez sea el punto en el que tu mano derecha entra en el agua mientras nadas, o el contacto de tus pies con el pavimento mientras corres. Los levantadores de pesas pueden usar la repetición hacia arriba y hacia abajo de una barra.

· · ·

O bien, podrías quedarte con la única ancla que siempre está disponible para ti: tu respiración. Observa cómo se acelera o se ralentiza, y vuelve a ella cada vez que tu mente se desvíe hacia un pensamiento sobre ese mensaje de texto que olvidaste responder o la leche que accidentalmente dejaste en la encimera.

Armonizar tu mente y tu cuerpo es poderoso. Estás avanzando, en sentido figurado y literal, por tu salud física y mental. Con ese potencial de recompensa, una sesión de atención plena sudorosa podría ser más fácil de poner de forma permanente en el calendario.

8 maneras de llevar la atención plena a tu rutina de ejercicios

1. Haz una pausa y considera tu propósito

Recuerda por qué quieres meditar. ¿Es para entrenar tu mente para enfocar y mantener la atención? ¿Para aprender a navegar por las emociones? ¿Para fortalecer tus prácticas de positividad corporal? Considera también tu intención de hacer ejercicio. ¿Es para vivir más o tener más energía? Esta doble motivación puede ayudarte a levantarte y salir, y a seguir adelante.

2. Desenchufa

Para meditar durante el ejercicio, no escuches tu lista de reproducción favorita, no hables por teléfono, no leas una revista ni mires televisión. Debes estar completamente presente donde estés: en el bosque, en la acera o en la caminadora.

3. Aprovecha las sensaciones corporales

Lleva tu atención a tu experiencia física. ¿Hay alguna parte de tu cuerpo que esté trabajando más duro? ¿Tu cuerpo se siente diferente hoy que ayer?

4. Usa tu respiración como una señal para desafiarte más o relajarte según sea necesario

Tu inhalación o exhalación puede ser un ancla de atención durante el ejercicio. Si tu mente divaga, notas un nuevo letrero de "se vende" en el vecindario mientras corres o recuerdas un correo electrónico que olvidaste responder, simplemente observa el pensamiento y vuelve a conectarte con tu respiración. Observa el ritmo de tu respiración a medida que trabajas más duro o te enfrías.

5. Juega con diferentes anclas de atención

Experimenta con puntos focales de atención que no sean tu respiración: cada rotación completa de los pedales de tu bicicleta, el subir y bajar de una estocada. Puedes cambiar de ancla a medida que varía tu ejercicio, pero mantente enfocado/a en el ritmo de tu ancla, volviendo a él cuando tu mente divague.

. . .

6. Ten en cuenta tu entorno

Hay dos aspectos de dirigir la atención: la atención enfocada y la conciencia abierta, y puedes practicar ambos mientras haces ejercicio. Para acceder a este último, echa un vistazo a lo que te rodea. ¿Cómo es el aire? ¿Temperatura? ¿Qué estás escuchando?

7. Renueva tu determinación

Una de las actitudes de la atención plena es la aceptación: no desear que el momento presente sea diferente de lo que es. El ejercicio es un momento brillante para practicar esto. ¿Notas alguna resistencia a la experiencia del entrenamiento, tal vez deseando que casi hayas terminado o que tus cuádriceps dejen de temblar? Comprométete con tu tiempo de entrenamiento, recuerda las razones por las que estás allí y trata de estar presente de principio a fin.

8. Ejercita la amabilidad

Observa la calidad de su pensamiento durante los entrenamientos: ¿Puede apreciar su capacidad, velocidad y resistencia actuales tal como son? Si haces ejercicio en un grupo en persona o virtual, ¿puedes dejar de lado la "mente que compara" y, en cambio, agradecerte por asistir a esta actividad saludable?

Prácticas guiadas de movimiento consciente

1. Una práctica de movimiento consciente de 3
   minutos para nutrir tu columna vertebral

Esta sencilla práctica ofrece cuatro ejercicios para estirar y fortalecer la columna. Hacer esta práctica rápida a lo largo del día puede refrescar tu energía y concentración. Moverte desde la columna vertebral hace que la sangre fluya, te calienta y crea una conexión consciente con tu respiración.

Para comenzar, separa los pies a la altura de las caderas. Inhala y extiende ambos brazos hacia adelante y por encima de la cabeza. Mientras exhalas, extiende los brazos hacia los lados y hacia abajo. Repite este movimiento durante tres respiraciones.

- Estiramiento del esquiador alpino

Inhala y extiende de nuevo. Mientras exhalas, dobla las rodillas ligeramente y coloca las manos sobre las rodillas como un jugador de béisbol. Toma una respiración profunda dentro y fuera. Luego, mantén las rodillas dobladas mientras estiras los brazos hacia atrás.

Sostén esta posición durante otra inhalación y exhalación. Mientras inhalas de nuevo, mueve los brazos hacia adelante y hacia arriba en una pequeña flexión hacia atrás. Repite durante tres respiraciones.

- Balanceos laterales

Lleva tus brazos hacia arriba mientras inhalas. Exhala y balancéate hacia la derecha, estirando la mano izquierda por encima de la cabeza. Inhala y regresa al centro, y mientras exhalas, extiende tu mano derecha hacia la izquierda. Inhala y levanta ambos brazos juntos. Repite esto durante tres respiraciones.

- Giros de pie

Una vez más, pasa los brazos por encima de la cabeza mientras inhalas. Exhala y gira hacia la derecha, extendiendo el brazo izquierdo hacia adelante y el brazo derecho hacia atrás. Baja ambos brazos para tocar tus piernas. Inhala y lleva los brazos hacia arriba. Repite durante tres respiraciones.

Para terminar, mantén los brazos por encima de la cabeza, estírate lo más alto que puedas y respira durante el estiramiento. Finalmente, suelta los brazos hacia los costados.

2. Una práctica de movimiento consciente de 2 minutos para fortalecer la mente y el cuerpo

El movimiento consciente puede ayudarte a acceder a ese espacio más allá de tu mente ocupada donde puedes entrar a un estado tranquilo y claro.

. . .

Al concentrarte en la respiración mientras haces algunos movimientos simples, puedes sincronizar tu mente y cuerpo con la respiración y el ritmo. Incluso unos pocos minutos de este tipo de atención pueden aumentar tu concentración.

1. Separa los pies a la altura de las caderas y junta las manos frente al pecho, entrelazando los dedos
2. Toma una respiración profunda, luego, mientras exhalas, presione las palmas de las manos hacia adelante, abriendo la espalda
3. Inhala y estira los brazos hacia arriba, directamente sobre tu cabeza, estirando las palmas de las manos hacia el cielo
4. Exhala, suelta los dedos entrelazados y abre los brazos hacia abajo y detrás de la espalda
5. Entrelaza tus dedos detrás de tu espalda
6. Inhala, mira hacia arriba y levanta tu corazón hacia el cielo, doblando ligeramente la espalda
7. Exhala, dobla las rodillas e inclínate hacia adelante, apuntando las manos hacia el cielo y la cara hacia el suelo
8. Inhala y ponte de pie, soltando los dedos y abriendo los brazos hacia el cielo, juntando las palmas de las manos
9. Exhala y junta tus manos, con las palmas tocándose, en tu corazón

Repite los pasos del 1 al 9. Pero esta vez, en el paso 9, lleva las manos detrás de la cabeza en lugar de llevarlas al corazón.

1. Abre bien los codos e inhala
2. Exhala, inclínate hacia la derecha, doblando el torso y extendiendo el brazo izquierdo por encima de la cabeza y el brazo derecho hacia el suelo
3. Inhala y vuelve al centro, con las manos detrás de la cabeza
4. Exhala, inclínate hacia la izquierda, doblando el torso y estirando el brazo derecho por encima de la cabeza y el brazo izquierdo hacia el suelo
5. Inhala, vuelve a llevar los brazos al centro, alcanzando el cielo sobre tu cabeza, presionando las palmas de las manos
6. Exhala, gira el torso hacia la derecha y baja los brazos a los costados
7. Inhala, mira al centro y levanta los brazos hacia el cielo sobre tu cabeza, presionando las palmas de las manos
8. Exhala, gira el torso hacia la izquierda y baja los brazos a los costados
9. Inhala, mira al centro y levanta los brazos hacia el cielo sobre tu cabeza presionando las palmas de las manos
10. Suelta los brazos a los lados

Finalmente, agradece por la buena práctica que realizaste e identifica cómo se siente tu cuerpo.

3. Una práctica de movimiento consciente de 10 minutos para conciliar el sueño

Se han realizado algunos estudios que investigan si la atención plena y otros movimientos meditativos como los que se encuentran en el yoga, el tai-chi y el qi-gong pueden mejorar la calidad del sueño. Según una revisión de estudios, tomarte unos minutos para calmar la mente y el cuerpo antes de acostarte puede ayudarte a conciliar el sueño más rápido y a tener un sueño más reparador.

Todavía hay una necesidad de más investigación de alta calidad. Una revisión de 1049 estudios sobre el movimiento meditativo y los resultados del sueño encontró solo 14 estudios dignos de ser incluidos en la revisión. De esos 14, los resultados mostraron que las intervenciones de movimiento consciente condujeron a una calidad de sueño significativamente mejor.

Mientras esperamos que la comunidad de investigación proporcione respuestas más definitivas, parece que definitivamente vale la pena probar el movimiento consciente si tienes problemas para dormir.

- Perro/gato

Este movimiento estira la parte superior de la espalda y afloja la tensión de la columna. Coloca las manos en el suelo debajo de los hombros y las rodillas en el suelo debajo de las caderas, mantén la espalda recta y la cabeza hacia adelante.

• • •

A medida que inhalas, deja caer suavemente el vientre hacia el suelo, levanta el pecho y mira hacia adelante arqueando ligeramente la columna vertebral. Mientras exhalas, lleva la cara hacia el ombligo mientras dominas la parte superior de la columna, redondeando la parte superior de la espalda.

Repite durante 3-5 respiraciones.

- Estocada profunda

Desde una posición a cuatro puntos, da un paso con el pie derecho hacia adelante y desliza la rodilla izquierda más atrás de ti. Coloca tus manos sobre tu rodilla. Esta estocada profunda estira la parte delantera de las caderas, un área que se tensa después de un día de estar sentado/a. Mantén durante cinco respiraciones. Cambia de lados.

- Estiramiento de cuello sentado

Toma asiento y cruza las piernas si puedes. Lleva tu mano derecha sobre tu cabeza y colócala en tu oreja izquierda.

Baja suavemente la oreja derecha hacia el hombro. Mantén durante cinco respiraciones. Vuelve a colocar la cabeza en el centro suavemente y cambia de lado, teniendo cuidado con el cuello cuando cambies.

- Puente dinámico

Con la espalda en el suelo, coloca los brazos apoyados en el suelo a los lados a unos centímetros de tu cuerpo. Tus palmas deben estar hacia abajo. Coloca ambos pies en el suelo debajo de las rodillas dobladas. Asegúrate de que tu espalda esté plana y tu cuerpo se sienta centrado y equilibrado.

Luego, mientras inhalas, levanta las caderas hacia el techo, creando una línea recta desde las rodillas, los muslos y el pecho. Entrelaza los dedos debajo del cuerpo y mueve los omóplatos uno hacia el otro para abrir los músculos del pecho. Mantén durante ocho respiraciones profundas.

- Rodilla al pecho en giro

Todavía boca arriba, estira las piernas y deslízalas juntas. Tira de la rodilla derecha hacia el pecho juntando los dedos alrededor de la espinilla derecha y abraza suavemente la rodilla para estirar la parte inferior de la espalda y las caderas. Aguanta tres respiraciones.

Suelta la rodilla y envíala hacia la izquierda con cuidado para un giro suave de la columna. Dirige tu mirada hacia la derecha. Mantén la posición durante tres respiraciones y cambia de lado.

· · ·

Meditación de caminata consciente

La meditación caminando puede ser una práctica formal, como observar la respiración. O puede ser informal, trayendo conciencia a esta actividad diaria, cada vez que necesites viajar del punto A al punto B.

La meditación caminando nos brinda la oportunidad de reunir nuestra conciencia, que tan a menudo se distrae o incluso se atasca cuando la mente se deja vagar sola. Ya sea que te muevas entre los pisos de un edificio, en una calle de la ciudad o en el bosque, es una oportunidad para salir del piloto automático distraído en el que vivimos durante gran parte de nuestro día.

Es mejor minimizar las oportunidades de auto-distracción. La ruta que elijas para caminar no tiene por qué ser larga. Incluso puedes caminar en un carril: Diez pasos en un sentido, diez pasos en el otro estaría bien. En cualquier caso, no se trata de un recorrido panorámico por tu entorno. Mantienes tus ojos suaves y la mirada frente a ti.

La meditación caminando se puede practicar a cualquier número de velocidades diferentes, y eso le da muchas aplicaciones en la vida diaria.

· · ·

De hecho, podemos pasar fácilmente de caminar conscientemente a correr conscientemente, una práctica maravillosa por derecho propio. Allí, por supuesto, abandonamos el carril, ya que ciertamente podemos dar paseos formales de larga distancia y más rápidos.

Cómo comenzar con la caminata consciente:

Meditación básica para caminar

Una meditación básica para caminar es bastante simple. Todo lo que necesitas hacer es notarte caminando mientras caminas, haciendo que tus sensaciones corporales sean el ancla de la meditación. Para salir del piloto automático en el que a menudo nos encontramos, puedes preguntarte: "¿Cómo sé que estoy caminando?" y luego verificar con tus sentidos.

También puede ayudar a concienciar sobre ciertos aspectos de caminar. Por ejemplo, puedes llevar la atención plena a tu cuerpo al notar la sensación de tus pies en el suelo o el movimiento de tus músculos, especialmente cuando encuentras diferentes superficies debajo de ti. Observa no solo lo que hacen tus piernas, sino también tus brazos, torso, columna y cabeza mientras caminas.

. . .

Es posible que puedas detectar cambios sutiles en tu pulso, temperatura corporal o frecuencia respiratoria antes, durante y después de comenzar a moverte. También puedes concentrarte en el suave movimiento de balanceo de tu cambio de peso.

A veces, en la práctica sentada, usamos nuestra respiración como ancla y nos enfocamos en el punto entre la inhalación y la exhalación, donde hay un momento de quietud.

Asimismo, en la práctica de caminar, podemos notar los puntos de quietud donde el paso derecho se convierte en el paso izquierdo y el paso izquierdo se convierte en el paso derecho.

Adición de palabras o frases

Una forma sencilla de centrar tu atención es traer palabras o frases a tus pasos. Por un lado, puedes contar al ritmo de tus pasos: cada vez que tu mente divague y pierda la cuenta, simplemente observa dónde ha divagado tu mente y vuelve a llevar la cuenta a uno. La clave es hacer esto sin juzgarte a ti mismo/a ni a tu mente errante.

También puede ayudar tener algo que decir junto con los movimientos.

Puedes, por ejemplo, decir gracias y enviar gratitud o compasión a tus pies y cuerpo mientras te mueves, o bien, puedes repetirte frases recordatorias en silencio o internamente, como, por ejemplo:

- He llegado, estoy en casa, en el aquí, en el ahora
- Ningún lugar a donde ir, nada que hacer, nadie para ser; solo aquí y ahora

Experimenta con cualquiera de estas frases, o busca algunas que se acomoden más a lo que buscas, en tu próxima caminata, o crea tus propias frases que resuenen para ti la próxima vez que salgas.

Caminata sensorial

Esta adaptación para la meditación caminando es simple y solo implica realmente sintonizarnos con nuestros cinco sentidos a medida que nos movemos por el espacio. A medida que nos adentramos en el momento con nuestros sentidos, realmente podemos saborear los preciosos momentos que tenemos para estar afuera y en movimiento, y todo lo que nos rodea.

Nuestros sentidos nos mantienen anclados en el momento mientras nuestros pensamientos se desplazan hacia el pasado o el futuro.

. . .

Primero, camina mientras mantienes los ojos quietos y observa cómo cambia la vista a medida que las formas y los objetos entran y salen de tu línea de visión.

A continuación, concéntrate solo en las plantas de los pies, sé consciente de las diferentes sensaciones allí a medida que cambia la superficie. Luego, enfócate en los sonidos. Los de tus propios pasos, así como los sonidos cambiantes del mundo que te rodea a medida que te mueves. Por último, concéntrate en los olores y sabores del aire y cómo cambian dependiendo de dónde te encuentres.

Caminata de conciencia corporal

Mientras caminas, puedes intentar enfocar tu atención en partes del cuerpo, casi como un escaneo corporal en movimiento. Mientras caminas, comienza simplemente descansando tu conciencia en tus pies, dirigiendo la atención a las plantas de tus pies.

Después de unos veinte pasos, o tal vez una cuadra o 5 minutos, cambia tu atención a tus tobillos y pantorrillas. Después de unos minutos de tu atención allí, solo descansa la atención en la flexión de tus rodillas. Luego enfoca tu atención en las sensaciones y el movimiento de tus caderas.

. . .

Después de un tiempo centrado/a en las caderas, cambia la atención a las manos y los brazos, cayendo de forma natural o balanceándose a los lados. Luego, puedes cambiar a la conciencia de las sensaciones en tu torso, incluso dentro de tu cuerpo con tu corazón y pulmones, tal vez para ver si han cambiado.

Después de unos momentos de atención en tu torso, dirige tu atención a tu cuello y hombros. Por último, observa tu cabeza mientras cambias y te mueves ligeramente hacia arriba y hacia abajo con cada paso. Continúa escaneando tu cuerpo mientras caminas, observando cómo cambian las sensaciones en el transcurso de tu caminata.

Caminata apreciativa

Llamar la atención sobre la belleza de nuestro entorno es otra forma de llevar la conciencia deliberada a caminar y de cambiar nuestra percepción del mundo del "sesgo de negatividad" o el pesimismo inherente conectado a nosotros, hacia lo positivo y hermoso.

Varios experimentos han encontrado que enfocarse en la belleza que nos rodea mientras caminamos tiende a tener un efecto duradero en nuestro estado de ánimo mucho después de descansar, similar a la forma en que funcionan otras prácticas de gratitud y aprecio.

Esta investigación es la inspiración para otra práctica de caminata: simplemente notar la belleza del mundo que nos rodea mientras caminamos. Puede ser un árbol que comienza a florecer, un rayo de luz particularmente hermoso, una casa o un automóvil pintado de un color favorito. En tu caminata, haz una práctica regular de notar una cosa positiva, algo hermoso, algo divertido, o tal vez incluso un acto de bondad, en el camino. Anótalos en un diario o compártelos con tu familia cuando regreses, o compártelos con otros en línea.

También puedes, si tomas la misma ruta todos los días, optar por centrarte en los cambios que encuentres. Observa cada día cómo cambian gradualmente las estaciones, cómo cambian también las vistas, las sensaciones e incluso los olores y los sonidos. ¿Qué es una cosa nueva que encuentras, cada día en tu caminata? ¿Qué tal en diferentes momentos del día, o los fines de semana en comparación con los días de semana?

Caminata de observación

También puedes traer conciencia a tu propia experiencia emocional de caminar. Observa tus reacciones emocionales hacia todo (y todos) a tu alrededor, especialmente cuando las personas y las cosas se acercan a tu espacio personal.

. . .

Esto puede provocar pequeños sentimientos de timidez cuando pasas junto a otros, o un ligero placer cuando sales a la luz del sol, seguido de un ligero temor cuando te acercas a una pequeña colina.

La forma inversa de explorar nuestras emociones es notar cómo nuestras emociones afectan nuestro caminar y nuestras observaciones, y viceversa. ¿Cómo cambia tu estado emocional tu movimiento, lo que ves o cómo respondes, dependiendo de si estás feliz o triste, tranquilo/a o ansioso/a, frustrado/a o relajado/a?

Incluso puedes hacer esto a propósito: cambia de marcha e intenta caminar como si tuvieras miedo o ansiedad. Luego camina como si estuvieras cargado/a de vergüenza, o como si estuvieras distraído/a. Intenta caminar con confianza después de eso, y luego vuelve a cambiar a tu propio ritmo y forma de andar, si aún puedes encontrarlo. Reflexiona sobre todo esto, notando a qué parte del espectro de estados de ánimo y emociones te lleva tu ritmo habitual de caminar.

Puedes notar que la forma en que caminas afecta la forma en que percibes el entorno que te rodea. Cuando caminabas con tristeza, por ejemplo, probablemente veías menos porque tenías los ojos bajos. O tal vez notaste que cuando caminabas con confianza, en realidad te sentías más seguro/a, como si adoptaras una "postura de poder".

8

Cero comparaciones

AUNQUE LA MAYORÍA de nosotros tratamos de no hacerlo, todos somos culpables de compararnos con los demás.

Podemos hacer comparaciones como "me gustaría vestirme como fulano de tal" o "me gustaría ser tan rico/a como ellos".

Esto a menudo es inconsciente, pero es importante tratar de entrenarnos para detenernos. Si bien puede motivarnos a mejorar, compararnos constantemente con los demás puede generar pensamientos negativos.

Los seres humanos somos criaturas sociales, y la comparación es común a lo largo de toda nuestra historia.

. . .

Las plataformas de redes sociales como Twitter, Instagram y Facebook nos bombardean con publicaciones sobre lo que nos falta. Estas aplicaciones son trampas de comparación que nos animan a cuestionar aspectos de nuestra propia vida.

Es fácil olvidar que las redes sociales son un carrete destacado de la vida de otras personas. Vemos sus mejores momentos, pero normalmente no somos testigos de sus luchas. A menudo comparamos nuestras cualidades menores con las mejores cualidades de una persona, sesgando nuestro juicio.

Demasiada comparación conduce a la infelicidad y baja autoestima. Nos frustramos con nosotros mismos por "no ser lo suficientemente buenos" o nos enfadamos con los demás.

Algunos ejemplos de comparaciones de la vida real son el ver a otra persona caminar por la calle y pensar: "ojalá fuera tan bonita/guapo como esa persona". O tal vez, ves a una celebridad publicando en Instagram sobre su entrenamiento y te dices a ti mismo/a: "si tan solo mi cuerpo se pareciera al suyo".

Puede también que, en un ámbito más cercano, una compañera de trabajo esté dando una presentación y no puedas evitar decir: "ella es mucho mejor oradora pública que yo".

Pero, si continúan las comparaciones, surgen sentimientos de celos, frustración y desesperanza. Si no se aborda, la ansiedad y la depresión crónicas pueden derivarse de tal comportamiento.

Para evitar comparaciones, las personas pueden buscar las fallas de los demás para sentirse mejor. Esto es tan poco saludable como destrozarte por lo que no tienes o por lo que no pareces. Mejor, para detener el hábito de la comparación, concéntrate en mejorar y aumentar tu confianza.

Trata de entrenar tu mente para alejarte de las comparaciones desfavorables. En su lugar, busca adoptar la bondad y una actitud positiva. Es un trabajo duro, pero vale la pena. Aquí hay algunas cosas que puedes hacer para tomar la iniciativa y dejar de compararte con los demás.

Sé consciente de tus factores desencadenantes y evítalos

Para mejorar tu salud mental y bienestar emocional, haz una lista de las situaciones y circunstancias que te entristecen o te hacen sentir mal. Toma en cuenta que las redes sociales no son lo único que daña nuestra autoestima.

¿Hay alguien en tu vida que a menudo te menosprecia? O tal vez te sientas inadecuado/a cuando un colega se jacta.

Tal vez haya un lugar específico que te haga sentir mal, como pasear por una tienda costosa en el centro comercial.

Una vez que estés al tanto de las situaciones que hacen probable que participes en comparaciones, puedes tomar medidas para evitarlas.

Limita tu tiempo en las redes sociales

Las redes sociales nos mantienen actualizados sobre nuestra familia y amigos, eventos actuales y crean conciencia. Pero como la mayoría de las cosas, es mejor con moderación. Desplazarse demasiado en las redes sociales, especialmente cuando se consume contenido de estilo de vida y belleza, puede tener efectos negativos en nuestra autoestima.

Ya lo hemos hablado: deja de seguir las cuentas que hacen que te compares con otros. Apaga tu teléfono después de cierta hora del día y no respondas todos los mensajes o comentarios que recibas. Pregúntate si podrías pasar el tiempo que inviertes en las redes sociales de manera más constructiva. ¿Podrías leer un libro? ¿Ir a caminar? ¿Llamar a un amigo?

Evita comparar el "exterior" de otras personas con tu propio "interior"

Nadie sabe realmente lo que sucede detrás de escena en la vida de otra persona. Todos enfrentan sus propias luchas, y lo que nosotros percibimos como agentes externos de sus vidas puede ser sumamente diferente a lo que ocurre en realidad.

Recuerda que "el dinero no compra la felicidad"

Existe una relación entre la salud mental y el dinero. Pero una cosa es cierta: el dinero no compra la felicidad. A pesar de ser bombardeados con anuncios que dicen lo contrario, el dinero no garantiza la felicidad permanente. Ver a las celebridades vivir estilos de vida lujosos puede llevarnos a creer que el dinero resolverá nuestros problemas, pero rara vez lo hace. En cambio, solo compra alegría temporal.

Cuenta tus bendiciones

Sé agradecido/a por lo que tienes. La vida de alguien puede parecer mejor, pero puede haber otra persona por ahí deseando tener lo que tú tienes. Siempre hay algo, incluso una sola cosa, por lo que puedes estar agradecido/a.

Usa la comparación como motivación

. . .

Las comparaciones pueden ser un gran catalizador para el cambio, siempre que sean saludables. En lugar de sentir envidia por los logros de otras personas, piensa en cómo pudieron lograrlos. Luego, ve cómo puedes replicarlos. Ser inspirado/a por alguien que sabes que es más amable o de mente más abierta puede llevarte a ser una mejor persona.

Concéntrate en tus fortalezas

Está bien ser humilde, pero también debes estar orgulloso/a de lo que has logrado. Demasiada humildad es tan dañina como demasiada confianza en uno mismo. Haz una lista de lo que te gusta de ti, escribir las cosas puede ayudarnos a reconocer y aceptar la verdad en lugar de decirla en voz alta. Puedes ser tan general o tan específico/a como desees, y deja que esta lista te sirva como recordatorio de tus puntos fuertes.

Celebra a otras personas también

Debemos ser nuestros mayores apoyos, pero la autoestima puede coexistir con el apoyo a los demás. Difunde positividad animando a tus amigos y compañeros de trabajo por sus éxitos.

Recuerda que las inseguridades son universales

Es normal que te compares con los demás. Todos experimentamos dudas y miedos que sacan lo peor de nosotros de vez en cuando, incluso las personas más seguras se sienten inseguras a veces.

Usa tu yo pasado como punto de referencia de comparación

La única competencia real que tienes es quien eras ayer, quien eras el mes pasado o quien eras hace un año. Podrás ver un crecimiento real a través de la retrospección y estar orgulloso/a de tu crecimiento.

La única persona con la que deberías compararte es contigo mismo/a. Tus esfuerzos deben enfocarse en crecer desde adentro, ser más amable, más resistente, trabajar duro y ser más abierto/a en lugar de si tu cabello es lo suficientemente largo o si eres tan fuerte como otra persona.

Claro que, en este mundo lleno de opciones y competencia, puede parecer sumamente difícil parar con las comparaciones que nos incitan a consumir más, a cambiar más y que nos hacen sentir insuficientes. Pero parte importante de tu camino en la positividad corporal es aceptarte, como ya lo hemos platicado, y el utilizar estas estrategias para dejar de compararte seguro será de gran ayuda en tu proceso.

9

Confianza

La confianza en uno mismo es un sentimiento de seguridad en tus habilidades, cualidades y juicio. Las investigaciones sugieren que la confianza es importante para la salud y el bienestar psicológico. Puede referirse a un sentido general de creencia y seguridad en tu propia capacidad para controlar tu vida o puede ser más específica dependiendo de la situación.

Por ejemplo, puedes tener una gran confianza en ti mismo/a en un área de especialización, pero sentirte menos seguro/a en otras áreas. Tener un nivel saludable de confianza en ti puede ayudarte a tener más éxito en tu vida personal y profesional, y definitivamente ayudará en tu camino de positividad corporal.

La investigación ha encontrado, por ejemplo, que las personas que tienen más confianza tienden a obtener más logros académicos. La confianza también puede desempeñar un papel en la motivación para perseguir tus objetivos, con estudios que vinculan niveles más altos de confianza en los atletas con una mayor motivación para practicar su deporte de elección. Tu nivel de confianza incluso afecta la forma en que te presentas ante los demás.

Afortunadamente, hay varias cosas que puedes hacer para aumentar tu confianza en ti mismo/a. Ya sea que te falte confianza en un área específica (como con tu cuerpo) o tengas dificultades para sentirte seguro/a acerca de cualquier cosa, estos refuerzos de confianza pueden ayudarte.

Deja de compararte con otros

¿Comparas cómo te ves con las personas que sigues en Instagram? O tal vez comparas tu salario con lo que gana tu amigo. La teoría de la comparación social explica que hacer comparaciones es natural. Pero no es probable que ayude a aumentar tu confianza en ti mismo/a, incluso puede tener el efecto contrario como ya sabes.

Un estudio de 2018 publicado en *Personality and Individual Differences* informa un vínculo directo entre la envidia y la forma en que te sientes contigo mismo/a.

. . .

Específicamente, los investigadores notaron que cuando las personas se comparaban con otras, experimentaban envidia, y cuanta más envidia tenían, peor se sentían consigo mismas.

¿Cómo generas confianza cuando notas que estás haciendo comparaciones? Primero, recuérdate a ti mismo/a que hacerlo no es útil. Todos corren su propia carrera y la vida no es una competencia. Si sientes envidia de la vida de otra persona, también es útil recordar tus propias fortalezas y éxitos.

Mantén un diario de gratitud para recordar las áreas de la vida en las que has sido bendecido/a. Esto puede ayudarte a concentrarte en tu propia vida frente a la vida de los demás. Además, tienes todas las técnicas que revisamos el capítulo pasado.

Rodéate de gente positiva

Tómate un momento y piensa en cómo te hacen sentir tus amigos. ¿Tus amigos te animan o te derriban? ¿Te juzgan constantemente o te aceptan por lo que eres? Las personas con las que pasas el tiempo pueden influir en tus pensamientos y actitudes sobre ti mismo/a, quizás más de lo que crees.

. . .

Presta atención a cómo te hacen sentir los demás. Si te sientes mal contigo mismo/a después de salir con una persona en particular, puede ser hora de decir adiós. En su lugar, rodéate de personas que te quieran y quieran lo mejor para ti.

Busca a otras personas que sean positivas y que puedan ayudarte a desarrollar tu confianza. De hecho, la confianza en uno mismo y una actitud positiva van de la mano.

Cuida tu cuerpo

Es difícil sentir confianza si estás abusando de tu cuerpo. Por otro lado, si practicas el cuidado personal, sabrás que estás haciendo algo positivo para tu mente, cuerpo y espíritu, y como resultado te sentirás naturalmente más seguro/a.

Algunas prácticas de cuidado personal se vinculan a niveles más altos de confianza en uno mismo. Por ejemplo, una alimentación saludable tiene muchos beneficios, incluidos niveles más altos de confianza en uno mismo y autoestima.

Cuando alimentas tu cuerpo con alimentos ricos en nutrientes, te sientes más saludable, más fuerte y con más energía, lo que puede hacer que te sientas mejor contigo mismo/a.

. . .

Los estudios muestran consistentemente que el ejercicio físico aumenta la confianza. Por ejemplo, un estudio de 2016 publicado en *Neuropsychiatric Disease and Treatment* encontró que la actividad física regular mejoraba la imagen corporal de los participantes. Y cuando su imagen corporal mejoró, se sintieron más seguros.

La meditación, más que una simple práctica de relajación, puede ayudar a aumentar la confianza en uno mismo de varias maneras. Por un lado, te ayuda a reconocerte y aceptarte a ti mismo/a. La meditación también te enseña a detener el diálogo interno negativo y desconectarte de la charla mental inútil que interfiere con tu confianza.

Escatimar en el sueño puede afectar tus emociones. Por el contrario, la buena calidad del sueño se ha relacionado con rasgos de personalidad positivos, como el optimismo y la autoestima.

Cuidarte a ti mismo/a es una parte importante de sentirte seguro/a. Asegúrate de obtener lo que necesitas para sentirte bien contigo mismo/a y con tus habilidades. Ya hemos discutido a fondo diversas estrategias de autocuidado.

Sé amable contigo mismo/a

. . .

La autocompasión implica tratarte a ti mismo/a con amabilidad cuando cometes un error, fallas o experimentas un contratiempo. Te permite volverte más flexible emocionalmente y te ayuda a navegar mejor por las emociones desafiantes, mejorando tu conexión contigo mismo/a y con los demás.

Un estudio de 2015 relaciona la autocompasión con la confianza en uno mismo. Así que la próxima vez que te encuentres en una situación desafiante, reconoce que ser imperfecto/a o no obtener los resultados que esperabas, a veces es parte del ser humano. Haz tu mejor esfuerzo para navegar estas experiencias con compasión hacia ti mismo/a.

Ejercicios de autocompasión para aumentar tu felicidad

1. Practica el diálogo interno positivo

El diálogo interno negativo puede limitar tus habilidades y disminuir tu confianza al convencer a tu subconsciente de que "no puedes manejar" algo o que es "demasiado difícil" y que "ni siquiera deberías intentarlo". El diálogo interno que es optimista, por otro lado, puede ayudar a fomentar la autocompasión, superar las dudas y asumir nuevos desafíos.

La próxima vez que empieces a pensar que no tienes por qué hablar en una reunión o que estás demasiado fuera de forma para hacer ejercicio, recuerda que tus pensamientos no siempre son precisos. Luego encuentra una manera de convertir esos pensamientos en un diálogo interno más positivo.

Aquí hay algunos ejemplos de formas de desafiar el diálogo interno pesimista y reformular tus pensamientos en una forma de pensar más positiva:

- En lugar de decirte "no puedo manejar esto" o "esto es imposible", trata de recordarte a ti mismo/a: "puedo hacer esto" o "todo lo que tengo que hacer es intentarlo".
- En lugar de decirte "no puedo hacer nada bien" cuando cometes un error, recuérdate: "puedo hacerlo mejor la próxima vez" o "al menos aprendí algo".
- En lugar de decir que "odias" hablar en público, usa una palabra más suave como "no me gusta" y recuerda que todos tienen fortalezas y debilidades.

2. Enfrenta tus miedos

Deja de posponer las cosas hasta que te sientas más seguro/a, como pedirle una cita a alguien o solicitar un ascenso. Una de las mejores maneras de desarrollar tu confianza en estas situaciones es enfrentándote a tus miedos de frente.

Practica enfrentarte a algunos de tus miedos que se derivan de la falta de confianza en ti mismo/a. Si tienes miedo de avergonzarte o piensas que vas a equivocarte, inténtalo de todos modos. Además, un poco de duda puede ayudar a mejorar el desempeño. Repítete a ti mismo/a que es solo un experimento y ve qué sucede.

Puedes aprender que estar un poco ansioso/a o cometer algunos errores no es tan malo como pensabas. Y cada vez que avanzas, ganas más confianza en ti mismo/a. Al final, esto puede ayudar a evitar que asumas riesgos que tendrán consecuencias negativas importantes.

Cuando tu objetivo es tener más confianza, puede ser útil comprender las diferentes características entre alguien con confianza en sí mismo y alguien que es más inseguro consigo mismo. Estas son solo algunas de las diferencias entre los dos.

La gente segura celebra el éxito de otras personas, mantiene la mente abierta, piensa positivamente, está dispuesta a tomar riesgos, es capaz de reírse de sí misma, es decisiva, busca continuar aprendiendo y creciendo, admite errores y acepta la responsabilidad.

La gente insegura es criticona y celosa de los demás, es de mente cerrada, pesimista, le tiene miedo al cambio, oculta defectos, es indecisa, actúa como un sabelotodo, siempre pone excusas y culpa a otros.

Tener confianza en uno mismo se siente bien. Dicho esto, tener confianza en ti mismo/a también puede traer muchos beneficios adicionales en el hogar, en el trabajo y en tus relaciones. Puede permitir un mejor rendimiento: en lugar de perder tiempo y energía preocupándote por no ser lo suficientemente bueno/a, puedes dedicar tu energía a tus esfuerzos. En última instancia, te desempeñarás mejor cuando te sientas seguro/a.

También ayuda a construir relaciones más sanas: tener confianza en uno mismo no solo afecta cómo te sientes contigo mismo/a, sino que te ayuda a comprender y amar mejor a los demás. También te da la fuerza para alejarte de una relación si no obtienes lo que quieres o mereces.

Otro beneficio es la apertura para probar cosas nuevas, pues cuando crees en ti mismo/a, tienes una mayor disposición a probar cosas nuevas. Ya sea que solicites un ascenso o te inscribas en una clase de cocina, exponerte es mucho más fácil cuando tienes confianza en ti mismo/a y en tus habilidades.

Creer en ti mismo/a puede mejorar tu resiliencia o capacidad para recuperarte de cualquier desafío o adversidad que enfrentes en la vida, puede tener una variedad de efectos positivos en ti. Además de ayudarte a sentirte mejor contigo mismo/a y con tus habilidades, puedes fortalecer tus relaciones y hacerte más resistente al estrés.

Todo el mundo lucha con problemas de confianza en un momento u otro. Afortunadamente, hay varias cosas que puedes hacer para sentirte más seguro/a. En muchos casos, aprender a actuar con confianza puede ayudarte a sentirte más seguro/a.

Si tu confianza tiende a decaer en situaciones sociales, trata de cambiar tu perspectiva. En lugar de ver las interacciones grupales como un factor estresante, velas como una oportunidad para trabajar en el desarrollo de tu confianza en ti mismo/a.

Llevar a alguien contigo que te haga sentir seguro/a también puede darte la confianza necesaria para sentirte más cómodo/a con grupos de personas. Crear el evento social tú mismo/a también puede ayudar porque sabrás qué esperar y tendrás cierto nivel de control. Si las situaciones sociales te causan una gran ansiedad junto con una reducción de la confianza en ti mismo/a, hablar con un profesional de la salud mental puede ayudarte.

. . .

Si tu confianza está ligada a tu apariencia física, desarrollar una imagen corporal más positiva puede ayudar. En lugar de enfocarte en las áreas de tu cuerpo que no te gustan, dedica más tiempo a apreciar las áreas con las que te sientes bien. Además, no compares tu cuerpo con el de nadie más.

No hay dos cuerpos iguales y cada uno tiene sus propias fortalezas. Recuerda que hay lugar en este mundo para personas de todas las formas y tamaños.

10

Técnica del espejo

Sɪ ʟᴀ ɪᴅᴇᴀ de mirarte en el espejo durante un periodo prolongado de tiempo te suena un poco incómodo, no estarías solo/a, pero eso muy bien puede significar que es exactamente lo que necesitas.

El trabajo del espejo es una práctica diseñada para cultivar la autocompasión y solo requiere un poco de tu tiempo, un espejo y algunas afirmaciones positivas. En este capítulo abordaremos cómo hacerlo, además de algunos consejos sencillos para comenzar.

El trabajo del espejo implica mirarte a ti mismo/a en el espejo mientras dices afirmaciones positivas como "me amo a mí mismo/a" y "soy fuerte". Si bien puedes practicar el trabajo del espejo durante largos periodos de tiempo, también puedes hacerlo cada vez que te encuentres mirándote en el espejo, aunque solo sea por un momento.

La práctica fue creada por la maestra transformadora y experta en amor propio Louise Hay, autora de *Heal Your Body*, así como *Mirror Work: 21 Days to Heal Your Life*. Ella creía que hacer el trabajo del espejo es uno de los regalos más amorosos que puedes darte a ti mismo/a.

El objetivo del trabajo del espejo es ayudar a las personas a superar su crítica interna, aprender a amarse a sí mismas y, en esencia, comenzar a creer las afirmaciones positivas que se dicen a sí mismas en el espejo.

El programa de 21 días de Hay implica hacer un trabajo de espejo durante un total de tres semanas al principio, señalando en su libro que después de esas tres semanas, habrás comenzado a plantar semillas de amor propio en tu psique.

Entonces, ¿realmente funciona? En realidad, el trabajo del espejo puede llegar a ser increíblemente transformador en tu viaje de amor propio. Cuando comienzas a darle la bienvenida a una actitud más amorosa mientras te miras en el espejo, descubrirás que es fácil convertir esta acción en una práctica de pasar tiempo intencionalmente frente al espejo, para liberarte y romper con la negatividad y el juicio propio que surge tan fácilmente a partir del condicionamiento.

Si bien puede ser incómodo al principio, es una buena oportunidad para aprender a quitarte los miedos y las inseguridades y verte verdaderamente a ti mismo/a y a la verdad de ti corazón. Y si tienes curiosidad acerca de lo que dice la investigación, un estudio de 2017 sobre el trabajo del espejo descubre que es una adición efectiva a las prácticas de auto-compasión.

Los autores de este estudio señalaron que el espejo mejora la eficacia de esta práctica de la autocompasión activando el sistema de afecto calmante conectado con la actividad del sistema nervioso parasimpático. Así, descubrimos que existen diversos beneficios del trabajo del espejo.

Fortalece tu conexión contigo mismo/a

Debido a que el trabajo del espejo te ayuda a ver más allá del condicionamiento que crea inseguridades y miedos, puedes conectarte más profundamente con tu verdadero yo.

Puedes lograr llegar a esta sensación de conexión más profunda contigo mismo/a al estar frente a un espejo y mirarte a ti mismo/a, tu cara, mirar tu cuerpo, y simplemente abrazar, amar y descubrir un sentido más profundo de bondad con tu persona.

Aumenta tu autoestima

. . .

Estar frente al espejo puede ser un desafío, especialmente si se trata de una baja autoestima. Pero a medida que aprendes a expresar afirmaciones positivas frente al espejo, es probable que, de forma lenta pero segura, comiences a creerlas.

Superación de inseguridades

A medida que continúas haciendo el trabajo del espejo, la confrontación que ocurre frente al espejo puede eventualmente ayudarte a romper el diálogo interno negativo.

Sanar a tu niño interior

Si tienes curiosidad sobre el trabajo del niño interior, el trabajo del espejo es una gran práctica para incorporar.

Gran parte del enfoque en superar las inseguridades y profundizar tu conexión contigo mismo/a se superpone con el trabajo del niño interior, con las dos prácticas trabajando en conjunto.

Puede que después de incorporar esta técnica a tu vida, realmente disfrutes mirándote a ti mismo/a.

. . .

Es como si te encontraras con esa niña o ese niño en el espejo de nuevo al estar con tu cuerpo y, simplemente, disfrutar el tiempo contigo.

Volverte seguro/a de ti mismo/a

Y, por último, pero no menos importante, el trabajo del espejo puede ayudarte a aumentar la confianza y la seguridad en ti mismo/a. En lugar de buscar fuera de ti apoyo emocional, elogios, amor e incluso cumplidos, puedes darte todo eso a ti mismo/a, de la manera exacta en la que lo quieres y necesitas.

Realmente no hay una forma correcta o incorrecta de practicar el trabajo del espejo, pero realizar esta práctica durante 3 semanas puede tener resultados poderosos: comienza mirándote la cara en el espejo durante cinco minutos, tres veces por semana. Pon una lista de reproducción relajante de fondo. Usa tu respiración para volver al momento presente y repite el mantra: "me amo, me acepto, estoy a salvo".

Después de dos semanas de hacer eso, aumenta a 10 minutos cinco veces al día durante una semana. Durante la última semana, párate desnudo/a frente a un espejo de cuerpo entero todos los días y repite tu mantra.

. . .

Apégate a la práctica y muéstrate todos los días, y cuando te des cuenta de que eres negativo/a, vuelve a ser amable.

Consejos para empezar:

Elige afirmaciones personales

Las afirmaciones que eliges mientras haces el trabajo del espejo son un factor importante, por lo que querrás elegir las que sean especiales y específicas para ti. Trabaja con afirmaciones que van más allá de la apariencia física; por ejemplo, en lugar de "soy bonito/a", podrías decir "soy poderoso/a". Deseas incorporar cosas que se sientan más genuinas y profundas, no tan separadas y críticas.

Aquí hay algunas otras afirmaciones positivas si necesitas algo de inspiración:

- Yo creo en mí mismo/a
- Soy una persona maravillosa
- Mi confianza y autoestima son altas
- Sé lo que valgo
- Amo quien soy
- Soy fuerte
- Soy capaz de superar cualquier cosa
- Ningún desafío es demasiado grande para mí
- Mi vida es abundante y satisfactoria
- Estoy comprometido/a con mi crecimiento personal

Comienza con periodos cortos de tiempo y avanza gradualmente

Al empezar, no te sientas intimidado/a por una cierta restricción de tiempo. Si incluso cinco minutos parecen demasiado al principio, ¡está bien! El trabajo del espejo definitivamente puede ser molesto al principio, así que comienza despacio y sé amable contigo mismo/a.

Pon un cronómetro de un minuto y comienza allí, y luego un poco más. Y recuerda también que nuestro valor innato es mucho más de lo que vemos en el reflejo real, y es por eso que permanecemos allí mirándonos a los ojos, para llegar a la parte de nosotros que es innatamente digna y amorosa y llena de potencial.

Trata de practicar el trabajo del espejo desnudo/a

Sí, en serio. Si deseas llevar tu trabajo de espejo al siguiente nivel, puedes probar hacerlo desnudo/a frente a un espejo de cuerpo entero. Esto puede ser particularmente impactante si se trata de problemas de imagen corporal.

El trabajo de espejo puede ayudarte a observarte a ti mismo/a y encontrar belleza, satisfacción y aprecio. Así que quédate, mírate hasta que realmente puedas conocer la parte de ti que está bien con la naturaleza temporal y transitoria de tu cuerpo y cómo las cosas siempre están cambiando.

• • •

Forma un ritual

Una vez que te sientas más cómodo/a frente al espejo durante largos períodos de tiempo, puedes comenzar a incorporar diferentes cosas para conformar un ritual de la forma que mejor te parezca. Haz un ritual completo a tu alrededor; ya sabes, enciende un poco de incienso, tal vez pon un poco de meditación suave o música mantra de fondo.

Ponte frente a un espejo y di: "está bien, yo estoy listo/a para conocer más partes de mí. Estoy listo/a para ser realmente más amoroso/a, más agradecido/a y más tierno/a con más partes de mí mirándome a mí mismo/a en lugar de rechazar cualquier parte de mí".

Hazlo una práctica diaria

Y, por último, si bien es agradable ritualizar el trabajo del espejo algunos días, también puede ser más informal cuando tienes poco tiempo o te ves en el espejo en un momento aleatorio. Simplemente ofrecerte un rápido "lo estás haciendo muy bien" o "te amo" cuando te ves en el espejo mientras te preparas por la mañana puede ser muy útil.

El amor propio no siempre es fácil, pero con las prácticas correctas y algunas afirmaciones sólidas, puedes comenzar a eliminar lentamente las inseguridades y los condicionamientos que te están frenando.

Lo más probable es que te veas en el espejo todos los días, así que la próxima vez que lo hagas, di algo amable para ti mismo/a.

11

Contacto con tu cuerpo

PONERNOS en contacto con nuestros cuerpos a veces puede ser un desafío, especialmente si hemos pasado años sin contacto con ellos y ahora llevamos una vida estresante dominada por la competencia y las ideas de éxito y logro.

Sin embargo, hay una manera de reconectarnos con los cuerpos que habitamos y en este capítulo identificaremos 20 acciones que podemos tomar para recuperar un contacto sano con nosotros mismos y con cada extensión de nuestro ser.

Camina descalzo/a con más frecuencia

Sentir la tierra es muy importante para permanecer conectado/a a tierra y tranquilo. Así que quítate los zapatos y pasa un rato descalzo/a.

Explora cómo se siente tu cuerpo

Estamos tan acostumbrados a navegar por la vida con nuestros ojos y a través de lo que vemos. Cierra los ojos y sé curioso/a: ¿cómo se siente mi cuerpo? ¿Cómo es estar en mi piel?

Masajea la loción en su cuerpo lenta y suavemente

A menudo nos apresuramos en esta parte de nuestra rutina posterior a la ducha, pero en lugar de pensar en ello como una tarea molesta, conviértelo en un ritual de placer diario.

Envía amor a las partes de tu cuerpo que no te gustan

Particularmente en aquellas áreas de tu cuerpo que no te gustan, practica colocando tus manos sobre estas áreas y explora cómo se siente esa área, sin juzgar.

Come más despacio y toma descansos entre bocado y bocado

• • •

La comida es una gran fuente de placer y eso es maravilloso, así que aprovecha al máximo este placer saboreando realmente cada bocado.

Explora la textura de tu comida masticando con más frecuencia

La comida es sumamente versátil en su textura. Presta atención a cómo la textura de una manzana es agradable de una manera diferente a la textura de una nuez.

Duerme desnudo/a con más frecuencia

Puedes sentirte incómodo/a al principio, pero estar en tu estado más natural es una maravillosa señal de autoaceptación.

Respira profundamente

Especialmente cuando estamos estresados, a menudo solo respiramos superficialmente. Haz que sea un ritual respirar profundamente a lo largo del día. Imagina que tu respiración está arrastrando aire dorado suave dentro de tu cuerpo hasta tus caderas y luego sale de nuevo de una manera suave, refrescante y limpia. Es encantador.

· · ·

Vístete de una manera que te represente

Vístete de una manera que realmente muestre quién eres.

La forma en que vistes tu cuerpo es una forma de honrar su autenticidad y decir: "mereces usar cosas hermosas porque te amo", además de marcar una declaración sobre ti y aquello que te apasiona.

Explora cómo se siente tocar algo con diferentes partes de tu cuerpo

¿Qué detectas cuando eres tú quien toca? Explora cómo se siente tocar con la punta de los dedos en comparación con el dorso de la mano, con los dedos de los pies y con el hombro.

Explora cómo se siente ser tocado/a por alguien o algo

¿Qué detectas cuando eres tú quien está siendo tocado/a? ¿Cómo se siente el toque de otra persona u objeto contra tu piel?

· · ·

Mantén un diario de alimentos y emociones

¿Cómo te hace sentir cierta comida? ¿Energizado/a? ¿Letárgico/a? ¿Hinchado/a? ¿Suave? ¿Cálido/a? ¿Adormilado/a? ¿Feliz? ¿Culpable? ¿Brillante? ¿Avergonzado/a? ¿Aburrido/a? ¿Fresco/a? ¿Claro/a?

Pregúntate a primera hora de la mañana cómo se siente tu cuerpo ese día

¿Cómo puedes ayudar a tu cuerpo a sentirse bien?

Prueba la meditación

Aunque solo sea por cinco minutos. Estar presente en la quietud de tu propio cuerpo es una experiencia muy poderosa. También significa trabajar potencialmente a través de tu propia resistencia de simplemente estar sin hacer.

Mueve tu cuerpo de nuevas maneras

Si eres un/a corredor/a, prueba la danza del vientre. Si eres yogui, prueba el kickboxing. La clave es abordar esto de una manera lúdica (y no como un/a perfeccionista).

. . .

Escucha tu música favorita con los ojos cerrados

Explora cómo y dónde se ilumina tu cuerpo.

Recibe masajes

El tacto es un aspecto sumamente importante de nuestra existencia, y mover los músculos y masajear es clave para sentirte ligero/a, flexible y cómodo/a en tu cuerpo.

Nada en aguas abiertas

No solo estarás en traje de baño, sino que también hay algo muy especial en estar en contacto con las olas del océano o el agua glacial de un lago. Tu cuerpo también se sentirá ligero y sin esfuerzo flotando en las aguas de la naturaleza.

Estira tu cuerpo cada mañana y cada noche

No es necesario tener una sesión de estiramiento que induzca el sudor, sino tener un estiramiento suave para alargar las extremidades, estimular la digestión y liberar la tensión. Tu cuerpo se lo merece.

Mírate todo el cuerpo en el espejo y háblate a ti mismo/a amablemente

Reconoce a tus piernas y brazos, tu cabello, tus ojos, tu sección media... Haz una búsqueda del tesoro para encontrar tu propia belleza. Sonríete a ti mismo/a.

Recuperar el contacto con nuestro cuerpo puede parecer un concepto sumamente extraño, pero es una parte sumamente importante del proceso relacionada con la confianza, la autoaceptación y el autocuidado.

Identificar aquello que te gusta, aquello que no, y cómo se conecta tu cuerpo con tus emociones te permitirá dar un gran paso en tu camino de positividad corporal. También permite que te reconozcas y reconozcas lo bueno que tu cuerpo te otorga día a día.

12

Gratitud

La aceptación del cuerpo en nuestra cultura es una tarea difícil incluso en el mejor de los días, pero se vuelve aún más complicado cuando tenemos dolor, estamos discapacitados o tenemos limitaciones que afectan nuestra calidad de vida.

Existen personas que durante mucho tiempo han estado enojadas con su cuerpo porque no hacía lo que ellos decían. También, personas que cuando perseguían una pérdida de peso intencional, su cuerpo no se encogía como el de otras personas, y eso les enojaba. O gente que ha tenido un dolor de espalda crónico muy fuerte durante varios años, y otra vez se siente molesta. No obtener los resultados que esperaban, era terrible.

El sesgo de negatividad nos facilita concentrarnos en lo que no tenemos. Puedes odiar tu cuerpo y culparlo por tu infelicidad. El cuerpo es fácil de culpar.

ALAN HARRIS

Es mucho más fácil para nosotros notar las cosas negativas, las cosas que van mal, en lugar de todas las cosas que tenemos o lo que el cuerpo puede hacer. ¿Pero por qué?

La respuesta está en un fenómeno llamado sesgo de negatividad. Básicamente, la mente reacciona a las cosas malas con mayor rapidez, fuerza y persistencia que a las cosas buenas de igual intensidad. Nuestros instintos nos mantienen alertas a las cosas malas de la vida porque podrían representar una amenaza.

Esto es útil si un tigre dientes de sable te persigue, pero no tanto si solo estás tratando de pasar el día y de repente un evento inesperado desencadena una espiral de pensamientos negativos y diálogo interno dañino. El sesgo de negatividad nos facilita concentrarnos en lo que no tenemos. Cosas como el cuerpo que tiene la forma o el tamaño que queremos. Un cuerpo sin dolor. Un cuerpo que es más móvil o más joven. Entonces, ¿cómo encontramos gratitud en medio de todo esto?

Un poco de gratitud cada día ayuda mucho y solo un poco de gratitud puede hacer crecer más gratitud y esta acumulación de gratitud puede hacer maravillas. En un estudio, al llevar un diario de gratitud semanal, los participantes mostraron un aumento del 5 % en el optimismo.

· · ·

En otro estudio, llevar un diario de gratitud resultó en un aumento del 15 % en el optimismo. Los estudios demuestran que la gratitud reduce los sentimientos de envidia, hace que nuestros recuerdos sean más felices, nos permite experimentar buenos sentimientos y nos ayuda a recuperarnos del estrés.

La gratitud está fuertemente correlacionada con el optimismo. La gratitud en un área determinada de la vida se correlaciona con el optimismo en esa parte de la vida.

Entonces, ¿no podemos también concluir que la gratitud por nuestros cuerpos está fuertemente correlacionada con un mayor optimismo con nuestros cuerpos?

Aunque la ciencia es maravillosa, nada es mejor para entender y creer que experimentarla y verla por nosotros mismos. Pero, ¿cómo empezamos? Pensemos en un momento de tu vida en el que la gratitud haya demostrado ser beneficiosa para ti. Este puede ser un momento de gratitud en cualquier área de tu vida.

Reflexiona sobre un momento en el que practicaste la gratitud. Cierra los ojos y elige un momento en el que te hayas sentido agradecido/a o en un momento en el que hayas tenido una práctica de gratitud intencional. ¿Tienes uno?

• • •

Bien, ahora piensa en cómo esa gratitud afectó esa área de la vida. ¿Cómo afectó la forma en que te presentaste en el mundo? ¿Cómo afectó tu estado de ánimo, tus pensamientos, tus acciones? Piensa en esto durante unos minutos.

Entonces, en este punto, puedes estar pensando "está bien.

Veo que la gratitud es poderosa y puedo ver cómo puede ser una buena idea aplicarla a mi cuerpo. Pero, ¿cómo empiezo?" Comienza con solo 5 minutos al día. Eso es todo lo que necesitas.

Comienza por generar conciencia sobre tus pensamientos corporales practicando la reconfiguración de pensamientos de gratitud. Pregúntate: ¿qué aprecio de lo que mi cuerpo ha hecho por mí hoy? ¿Qué aprecio de lo que mi cuerpo me permitirá hacer hoy? ¿Qué me permite hacer con mi vida? ¿Cómo me ayuda a vivir mis valores fundamentales?

¿Cómo puedo celebrar mi cuerpo hoy? ¿Qué puedo hacer con mi cuerpo hoy que me traiga alegría? (Levantar pesas, caminar con un ser querido, respirar, disfrutar de la comida con mi amigo, respirar, tejer, pintar, etc.) ¿Qué tengo el poder de controlar hoy que sea útil y genere alegría (que no tenga que ver con tratar de controlar mi cuerpo)?

· · ·

Puedes probar también con ejercicios de cambio de roles: ¿cómo reaccionaría y qué le diría a un amigo que le habló a su cuerpo de la forma en que yo lo hago hoy? ¿Me molestaría si un amigo o familiar se hablara como yo me hablo a mí?

Y puedes intentar también reconocer tus emociones más a fondo: ¿Qué afectó mi imagen corporal hoy de manera negativa (estrés, un comentario grosero, olvidar algo, ropa que no me queda bien, etc.) y cómo puedo reconocer los diferentes factores (emociones, sentimientos, creencias, experiencias) que juegan en el ataque al cuerpo?

¿Qué experiencias tuve recientemente que estén asociadas con días/momentos de imagen corporal más positivos (pequeños o grandes)? Si pudiera agitar una varita mágica y dejar de luchar con mi imagen corporal, ¿qué podría ser diferente en mi vida? ¿Qué haría diferente? ¿Cómo es que odiar/faltar el respeto a mi cuerpo me sirve o no me sirve?

Es normal tener emociones fuertes cuando tenemos dolor o nos sentimos limitados. Es normal sentirnos enojados cuando algo no sale como queremos. Así que, antes que cualquier otra cosa, no seas tan duro/a contigo mismo/a. Si te castigas porque tienes sentimientos negativos sobre tu cuerpo, solo estás agravando tu dolor. Estar enojado/a con tu cuerpo por algo que no puedes controlar será perjudicial para tu felicidad.

¿Alguna vez has expresado tus sentimientos a un amigo, a un padre, o a un empleador y, en lugar de escucharte y empatizar contigo, te dijeron: "bueno, no deberías sentirte así, no seas tan sensible"? No se siente bien, ¿verdad?

Quieres ser visto/a. Quieres ser escuchado/a. Y escuchar, "deja de sentirte así" no te hace dejar de sentirte así. Simplemente te hace sentir mal de una manera diferente.

Estar enojado/a con tu cuerpo por simplemente ser como es, es como si alguien te dijera: "no deberías sentirte así. Deja de estar tan enojado/a, sensible o herido/a". Estar enojado/a con tu cuerpo por algo que no se puede cambiar de manera inmediata es simplemente injusto e inhumano.

Cuando te encuentres en esa espiral de pensamientos negativos o teniendo pensamientos de enojo, tan pronto como los detectes, detente y di en voz alta: "No quiero sentirme así". Solo date ese recordatorio verbal para detenerte y cambiar tu proceso de pensamiento.

Luego, de inmediato, practica la gratitud. Sé que puede sonar cursi. Pero te prometo que desarrollar una actitud de gratitud por tu cuerpo es un poderoso cambio de juego. No te diré: "Todo es perfecto tal como es", porque no es perfecto. Puedes tener dolor o problemas, eso es real.

• • •

También puede que no sea el caso. Pero si puedes concentrarte en lo bueno de una situación, eso realmente puede sacarte de esa espiral que te está haciendo sentir miserable.

Te reto a que empieces a sentir curiosidad por lo que va bien. ¿Qué está pasando en este momento malo cuando tienes dolor o todo apesta? Pregúntate: ¿Qué es capaz de hacer mi cuerpo por lo que estoy agradecido/a? ¿Qué está pasando en mi vida que va bien? Y concéntrate en eso en lugar de continuar en la espiral de ira que te hace sentir miserable.

El cuidado personal te demuestra a ti mismo/a (y a los demás) que eres digno/a de atención y cuidado. Así que otra clave para reconocer que tu cuerpo vale la pena, tal como es, es establecer algunas medidas básicas de autocuidado que puedas practicar todos los días.

Por lo general, no odiamos las cosas que cuidamos (y no cuidamos las cosas que odiamos). Entonces, el autocuidado te demuestra a ti mismo/a (y a los demás) que eres digno/a de atención y cuidado. Te resulta mucho más difícil estar totalmente enojado/a con tu cuerpo si atiendes tus necesidades y te cuidas a ti mismo/a.

Busca medidas básicas de cuidado personal: beber suficiente agua, comer alimentos nutritivos, dormir lo suficiente, hacer prácticas que ayuden a mantener bajos tus niveles de estrés (prácticas de respiración, yoga, meditación), buscar sensaciones placenteras, tomar un multivitamínico, mantener tu cuerpo limpio… Sé curioso/a y descubre tus medidas preferidas de autocuidado que te dicen que todo está bien. Estás tan bien como puedes estar en el cuerpo que se te ha dado.

Cuando inviertes tiempo en el cuidado de tu cuerpo de maneras muy básicas y prácticas como preguntarte: ¿cuánta agua bebí hoy? Tal vez voy a dejar de hacer lo que estoy haciendo, voy a ir a la cocina y traerme un vaso de agua porque eso es nutritivo para mi cuerpo... Un registro como este es una excelente manera de demostrarte a ti mismo/a que tu cuerpo es digno de atención.

Y lo es. Incluso si tu cuerpo no está en la mejor forma de tu vida. Incluso si no estás mejor que nunca. Al adoptar esta mentalidad, le estás dando a tu cuerpo el mismo cuidado que le darías si estuviera en la mejor forma de tu vida, o mejor que nunca.

Finalmente, te animo a que hagas una lista de lo que aprecias de tu cuerpo. Nada es demasiado grande o demasiado pequeño para estar en esta lista. Es útil poner elementos en esta lista en el formato: "aprecio mi [cosa del cuerpo] porque [logra X / causa X circunstancias placenteras]".

. . .

Por ejemplo:

- "Aprecio mis piernas fuertes y musculosas porque me llevan a donde tengo que ir y me permiten desarrollar fuerza continuamente en mi práctica de yoga"
- "Aprecio mi cara porque está exactamente a medio camino entre la apariencia de mi mamá y mi papá y me gusta que me recuerden a ellos cuando me veo a mí mismo/a"
- "Aprecio mis dientes porque siempre han sido naturalmente sanos y fuertes y no he tenido ningún problema dental"
- "Aprecio mis ojos porque son expresivos y me muestran toda la belleza del mundo"

Ahora, haz tu lista. Si la aceptación del cuerpo es algo en lo que estás trabajando activamente, puedes llevar esta lista contigo o colocarla en un lugar donde la veas con frecuencia. Encontrar gratitud por un cuerpo humano normal, defectuoso o que no es "ideal" es un desafío, se necesita práctica.

Entonces, en los días en que tu cuerpo parece más una carga que un regalo, recuerda que a veces respirar no solo es suficiente, sino lo único que realmente importa. Estás vivo/a. La idea es que sientas tu vitalidad y que sea suficiente.

13

Nueva rutina

Como puede atestiguar cualquiera que haya trabajado para aprender a amar su cuerpo, la autoaceptación y la positividad corporal son procesos continuos que a veces no parecen fáciles. En los días en que el trabajo del amor propio parece abrumador, las sencillas rutinas positivas para el cuerpo pueden ayudarte a dividir la nebulosa meta de la aceptación del cuerpo en acciones pequeñas, concretas y repetibles.

Cuando se trata de un viaje para aprender a aceptar y apreciar el cuerpo, el paso más importante que podrías dar es el aprender a ver la belleza y el valor en tantas formas diferentes como sea posible.

Una de las grandes desventajas de vivir en una cultura eurocéntrica es que hemos sido condicionados desde el nacimiento para aceptar y apreciar un conjunto muy específico de rasgos visuales y valores personales. A menudo, estos estándares de belleza arbitrarios se presentan como preferencias "naturales" o "inherentes", enmascarando la naturaleza artificial de nuestros prejuicios con familiaridad y comodidad.

A medida que aprendas a combatir estos prejuicios arraigados, será extremadamente útil para ti exponerte a tantas formas diferentes de belleza, expresión personal y experiencia vivida como puedas.

En lugar de obsesionarte con tus propios problemas, volver a entrenar tus ojos y cerebro celebrando la belleza única que te rodea es una forma rápida de salir de un apuro y concentrarte en tener una mentalidad más abierta. Aquí hay siete de las técnicas fáciles que puedes usar para practicar la positividad corporal todos los días.

1. Pasa tiempo en la naturaleza

Salir y perderte en el mundo natural puede ser tu primer paso inconsciente hacia la positividad corporal. Rodeado/a de belleza en mil formas diferentes, desde las alas brillantes de una libélula vibrante hasta las sutiles gradaciones en la tierra a lo largo de la orilla de un río, puedes darte cuenta de cuántas formas infinitas existen para presentar la belleza.

. . .

Cuando te comparas con las imágenes de las revistas de moda, el contraste seguramente se siente doloroso e inevitable; pero junto a la elegancia natural de un lirio en flor, tu propio cuerpo parece mucho más fácil de apreciar. La próxima vez que sientas que estás cayendo en una espiral de autocrítica, sal a tomar un soplo de aire fresco y mira qué puedes encontrar para admirar que esté lejos de los límites de la estética cultural.

2. Exponte a otras mujeres que practiquen la positividad corporal

No se puede exagerar lo importante que esta acción es para la capacidad de amar tu cuerpo. Personas que tienen más experiencia o que han tenido procesos similares, pueden ayudarte mostrando cómo atesorarte y celebrarte frente a una sociedad que tan a menudo te podría ver como alguien sin valor.

Puedes encontrar brillantes ejemplos de lo que significa aceptar y apreciar cuerpos diversos, independientemente de cómo encajen o no en los estándares de belleza estadounidenses. Asistir a eventos como espectáculos burlescos independientes que a menudo celebran cuerpos diversos y no normativos también podría hacerte tener menos miedo de revelarte a los demás.

Al rodearte de imágenes y palabras de personas amorosas y poderosas, puedes comenzar a desarrollar tu propia positividad corporal y adquirir una confianza en ti mismo/a que seguramente no creías posible.

3. Permítete ser inconsistente

Definirnos en nuestros propios términos es muy importante, pero no deberías de presionarte tanto para tener una cierta apariencia que te defina en todo momento. Inevitablemente, te verías atrapado/a en la "necesidad" de lucir de cierta manera para poder sentirte aceptable.

Ahora, anímate deliberadamente a seguir probando cosas nuevas, experimentando, por ejemplo, semanalmente con un nuevo look de belleza que no hayas hecho antes, visitando tiendas que vendan tu talla y probándote ropa que normalmente no usarías, nuevas ideas de maquillaje o de peinado. Si usas maquillaje, podrías intentar no usarlo un día a la semana para no sentirte dependiente del lápiz labial o delineador para sentirte bien contigo mismo/a.

Asegúrate de controlar constantemente tu cuerpo y tus emociones escribiendo en un diario y meditando, preguntándote: "¿Cómo me quiero sentir hoy?" A veces, la respuesta será "muy elegante", y otras veces simplemente será "cómodo/a", y esto está bien.

Al mezclarlo constantemente, no te permitas poner límites autoimpuestos inconscientemente en tu expresión personal, ni quedar atrapado/a en expectativas ampliamente definidas de cómo "deberías" lucir. En lugar de tratar de encontrar el molde perfecto en el que encajar, simplemente disfruta el proceso de la moda y el estilo sin asignar valores arbitrarios a tus experiencias.

4. Crea una banda sonora que te haga sentir bien

A veces, cuando tenemos un día realmente malo, la única forma en que podemos cambiar nuestro estado de ánimo es con buena música. Puedes crear listas de reproducción específicas para estos momentos, por ejemplo, cuando alguien haga un comentario negativo sobre tu cuerpo, o parezca que no puedes mirarte a los ojos en el espejo, colócate los audífonos y escucha la canción que más te empodere lo más fuerte que puedas, cierra la puerta y baila tu canción.

No importa qué tipo de música prefieras. Mientras una canción te haga sentir bien contigo mismo/a, agrégala a una lista de reproducción de "emergencia" para cuando necesites mejorar o aliviar un episodio particularmente difícil de ansiedad o inseguridad.

5. Recopila contenido inspirador

Puedes, por ejemplo, tener un tablero especial de Pinterest donde guardes todos tus artículos, citas, proyectos y obras de arte favoritos sobre belleza, moda y positivismo corporal.

Cada vez que veas una historia sobre una nueva línea de ropa inclusiva, una entrevista con uno de tus íconos positivos para el cuerpo o un ensayo crítico que te ayude a entender un tema que te ha estado molestando, agrégalo a tu colección para poder volver a él cuando lo desees.

Puedes crear algo similar en muchos formatos diferentes. Tal vez quieras usar lo analógico con un álbum de recortes de revistas, imágenes y citas. Tal vez prefieras dedicar un estante en tu biblioteca a todos tus libros favoritos sobre positivismo corporal para que puedas volver a leerlos en cualquier momento. No importa qué estilo funcione mejor para ti, tener un pozo de inspiración y contenido útil para aprovechar cuando lo necesites es un arma poderosa en tu arsenal de aceptación del cuerpo.

6. Pide ayuda cuando la necesites

Esto puede ser quizás lo más difícil de aprender cuando se trata de valorarte y cuidar de tus propias necesidades. Porque puedes haber creído durante mucho tiempo que tu cuerpo (y por extensión, el resto de ti) no tenía valor, y, por ende, pedir ayuda o apoyo a cualquiera, sin importar cuán leve fuera el inconveniente, puede aterrorizarte o incomodarte.

Aprender a amar verdaderamente tu cuerpo requiere que dejes de disculparte por tu presencia y silenciar tus necesidades. Ahora, cuando necesites algo, ya sea descanso, un refrigerio, un masaje en la espalda o simplemente que alguien tome una foto de tu último atuendo, pídelo. Puede que no puedas simplemente decir que amas tu cuerpo, necesitas respaldar tus palabras con acciones y tener el coraje de ser tu mejor defensor.

7. Anima a otras personas

Finalmente, trata de ser una fuente constante de aliento para quienes te rodean. Siempre se puede encontrar algo para felicitar, ya sea el nuevo corte de cabello de un amigo, los aretes de una compañera de trabajo o incluso la fantástica manicura de un extraño. Nuestras acciones pueden ayudar a hacer del mundo un lugar más tolerante e inclusivo en pequeñas formas.

También descubrirás que, así como te hace bien que otras personas se sientan bien al escuchar una palabra amable, de alguna manera también te hace mirar con más amor a tu propio cuerpo cuando notas la belleza en los demás.

Cuando criticas a otra persona, en realidad estás tratando de reprimir el mismo defecto percibido en ti mismo/a. Entonces, trata de hacer lo contrario: al celebrar la belleza única de las personas que te rodean, también aprendes a ser más amable contigo mismo/a.

. . .

No importa dónde te encuentres en tu propio viaje de positividad corporal, aprender a aceptarte tal como eres puede ser una tarea desafiante. Al implementar acciones pequeñas y alcanzables que te animen a celebrar tu cuerpo y apreciar diversas formas de belleza a diario, es posible que gradualmente te encuentres mirando el mundo desde una nueva perspectiva.

Conclusión

Eres valioso/a. Eres merecedor/a de amor. Eres suficiente. Y es momento de que lo reconozcas. Sin importar aquellos aspectos que no te encanten de tu cuerpo, tu cuerpo merece todo el reconocimiento por permitirte experimentar lo que es vivir a lo largo de todos estos años.

Puede que el proceso parezca complicado, y definitivamente nadie espera que de un día a otro te ames completamente. Pero es importante decidirte a dar el primer paso, y seguir con pequeños pasitos que día a día te lleven a una mejor relación con tu cuerpo y, por ende, una mayor armonía con los diversos aspectos que componen tu vida.

Ahora que hemos recorrido este camino juntos, tienes grandes herramientas para comenzar tu camino a la positividad corporal.

Sí, seguramente habrá aspectos que mejorar (podría ser que necesites una mejor alimentación, o tal vez cambiar la manera en la que te ejercitas, o dejar de criticar a otros o criticar a tu propio cuerpo), pero la idea principal es aceptar todo lo bueno que mereces.

Comienza por aquello que parezca más sencillo o tolerable de implementar en tu vida, y verás cómo poco a poco, estos hábitos pequeños irán creciendo, te sentirás preparado/a para hacer nuevos cambios, y lo más importante, te sentirás más cómodo/a en tu propia piel.

La positividad corporal tiene muchos beneficios para aportar a tu vida, incluso ahora sabes que puedes empezar en un punto neutral. No te castigues por cualquier inconsistencia o mal pensamiento, ve poco a poco. Podrás ver que el proceso es sumamente valioso. Tú eres valioso/a.

Referencias

Carrillo, M. 2016. "7 easy peasy daily body pos routines" en *Bustle*. Recuperado de https://www.bustle.com/articles/155543-7-easy-body-positive-routines-that-can-be-incorporated-into-your-daily-life

Perry, E. 2022. "Stop comparing yourself to others: do these 10 things instead" en *Better Up*. Recuperado de https://www.betterup.com/blog/comparing-yourself-to-others

Zwickson, C. 2014. "20 ways to get in touch with your body" en *Mind Body Green*. Recuperado de https://www.mindbodygreen.com/0-14660/20-ways-to-get-in-touch-with-your-body.html

Karnes, A. 2022. "How to be grateful for your body (even when it feels impossible) en *Yoga International*. Recuperado de https://yogainternational.com/article/view/how-to-be-grateful-for-your-body

N/A. 2019. "Having trouble with the "love your body message"? That's okay. Start with body appreciation" en *Side by side nutrition.* Recuperado de https://sidebysidenutrition.com/blog/2019/10/2/body-appreciation

Regan, S. 2021. "Struggle with self-love? You might want to look yourself in the mirror" en *Mind Body Green.* Recuperado de https://www.mindbodygreen.com/articles/mirror-work/

Morin, A. 2022. "How to be more confident" en *Very Well Mind.* Recuperado de https://www.verywellmind.com/how-to-boost-your-self-confidence-4163098#toc-confident-vs-insecure-characteristics

N/D. "Getting started with mindful movement" en *Mindful.* Recuperado de https://www.mindful.org/getting-started-with-mindful-movement/

Bjarnadottir, A. 2022. "15 simple tips to make your diet healthier" en *Healthline.* Recuperado de https://www.healthline.com/nutrition/healthy-eating-tips

Scott, E. 2022. "5 self-care practices for every area of your life" en *Very Well Mind.* Recuperado de https://www.verywellmind.com/self-care-strategies-overall-stress-reduction-3144729

N/D. "Taking good care of yourself" en *Mental Health America.* Recuperado de https://www.mhanational.org/taking-good-care-yourself

Gonsalves, K. 2020. "How to love your body: 20 small ways to start, even when it's hard" en *Mind Body Green.* Recuperado de https://www.mindbodygreen.com/0-17640/10-things-to-stop-doing-if-you-want-to-love-your-body.html

Cherry, K. 2020. "What is body positivity?" en *Very Well Mind.* Recuperado de https://www.verywellmind.com/what-is-body-positivity-4773402#toc-criticisms

Martin, S. 2019. "What is self-love and why is it so

important?" en *PsychCentral*. Recuperado de https://psychcentral.com/blog/imperfect/2019/05/what-is-self-love-and-why-is-it-so-important

Reinagel, M. 2019. "Can you be healthy at any size?" en *Quick and dirty tips*. Recuperado de https://www.quickand-dirtytips.com/health-fitness/weight-loss/can-you-be-healthy-at-any-size?page=1

www.ingramcontent.com/pod-product-compliance
Lightning Source LLC
Chambersburg PA
CBHW050723030426
42336CB00012B/1391